Le Dr Gay de Sion
médecin de Montpellier
à
son ancien condisciple et
ami le Docteur Alibert
archiâtre de France

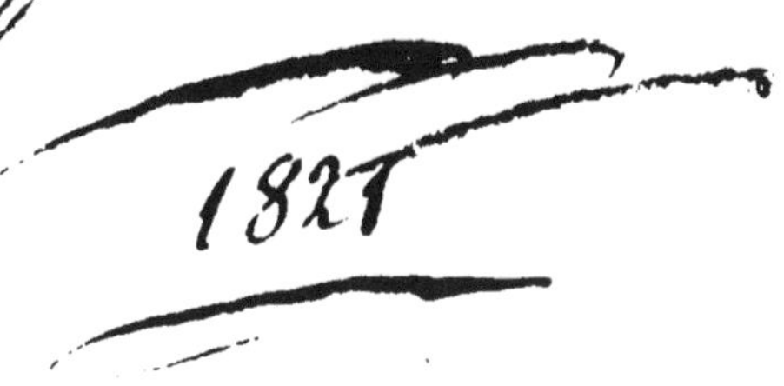

Spectat ad Henricum
felicem Fabri Curioné
Vercorepi aō 1772.

Sum Francisci Joseephi Leü
Parochi Laguensis
1790

Ex
Libris Aloysii Rep.
1820

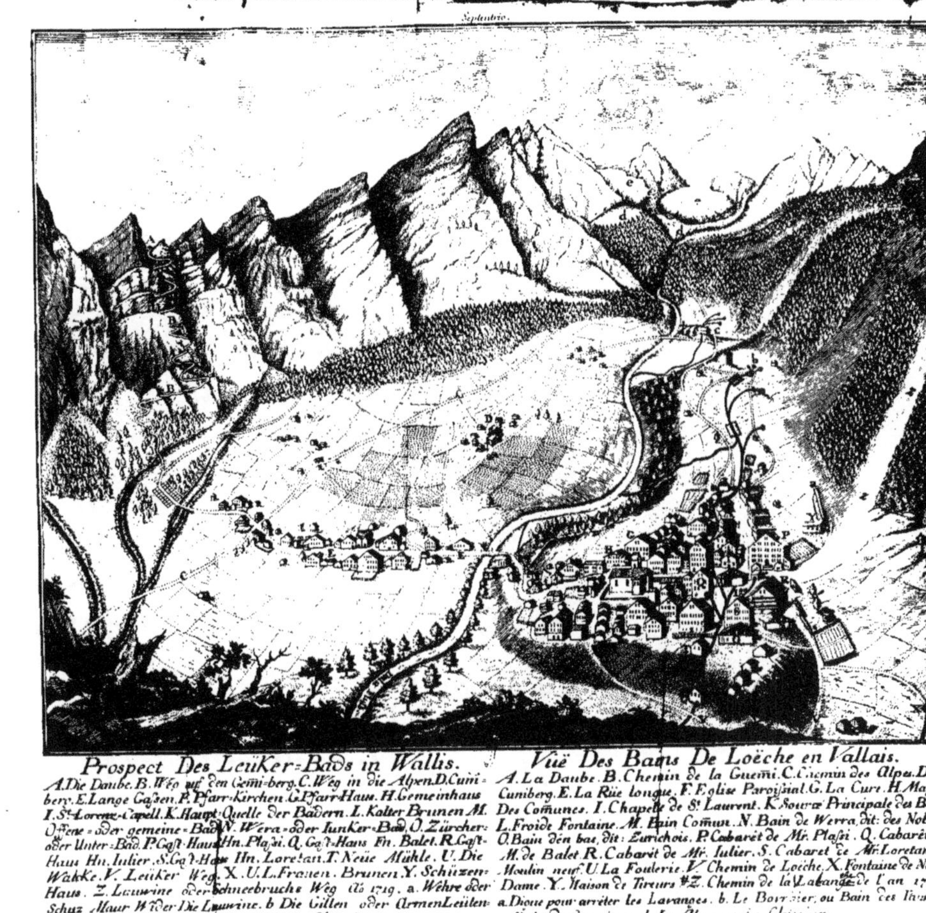
Septentrio.
Prospect Des Leüker=Bads in Wallis.
A. Die Daube. B. Weg auf den Gemi=berg. C. Weg in die Alpen. D. Cuni=berg. E. Lange Gassen. F. Pfarr=Kirchen. G. Pfarr=Haus. H. Gemeinhaus I. St. Lorenz=Capell. K. Haupt=Quelle der Bädern. L. Kalter Brunen M. Offene= oder gemeine=Bad. N. Wera=oder Iunker=Bad. O. Zürcher= oder Unter=Bad. P. Gast=Haus Hn. Plassi. Q. Gast=Hans Fn. Balet. R. Gast=Haus Hn. Iulier. S. Gast=Haus Hn. Loretan. T. Neüe Mühle. U. Die Walcke. V. Leüker Weg. X. U. L. Frauen. Brunen. Y. Schüzen=Haus. Z. Lauwine oder Schneebruchs Weg Aõ 1719. a. Wehre oder Schuz Maur Wider Die Lauwine. b Die Gillen oder ArmenLeüten=Bad. c. Heil Bad. d. Die Alpen. e. Der Gletscher.
Vuë Des Bains De Loëche en Vallais.
A. La Daube. B. Chemin de la Guemi. C. Chemin des Alpes. D. Le Cuniberg. E. La Rüe longue. F. Eglise Paroissial. G. La Cure. H. Maison Des Comunes. I. Chapelle de St. Laurent. K. Source Principale des Bains L. Froide Fontaine. M. Bain Comun. N. Bain de Werra, dit: des Nobles O. Bain d'en bas, dit: Zurichois. P. Cabaret de Mr. Plassi. Q. Cabaret M. de Balet. R. Cabaret de Mr. Iulier. S. Cabaret de Mr. Loretan. T. Moulin neuf. U. La Foulerie. V. Chemin de Loëche. X. Fontaine de Notre Dame. Y. Maison de Tireurs. Z. Chemin de la Lavange de l'an 1719 a. Dique pour arrêter les Lavanges. b. Le Borrier, ou Bain des Pauvres c. Bain de Guerison. d Les Alpes. e. Le Gletscher.

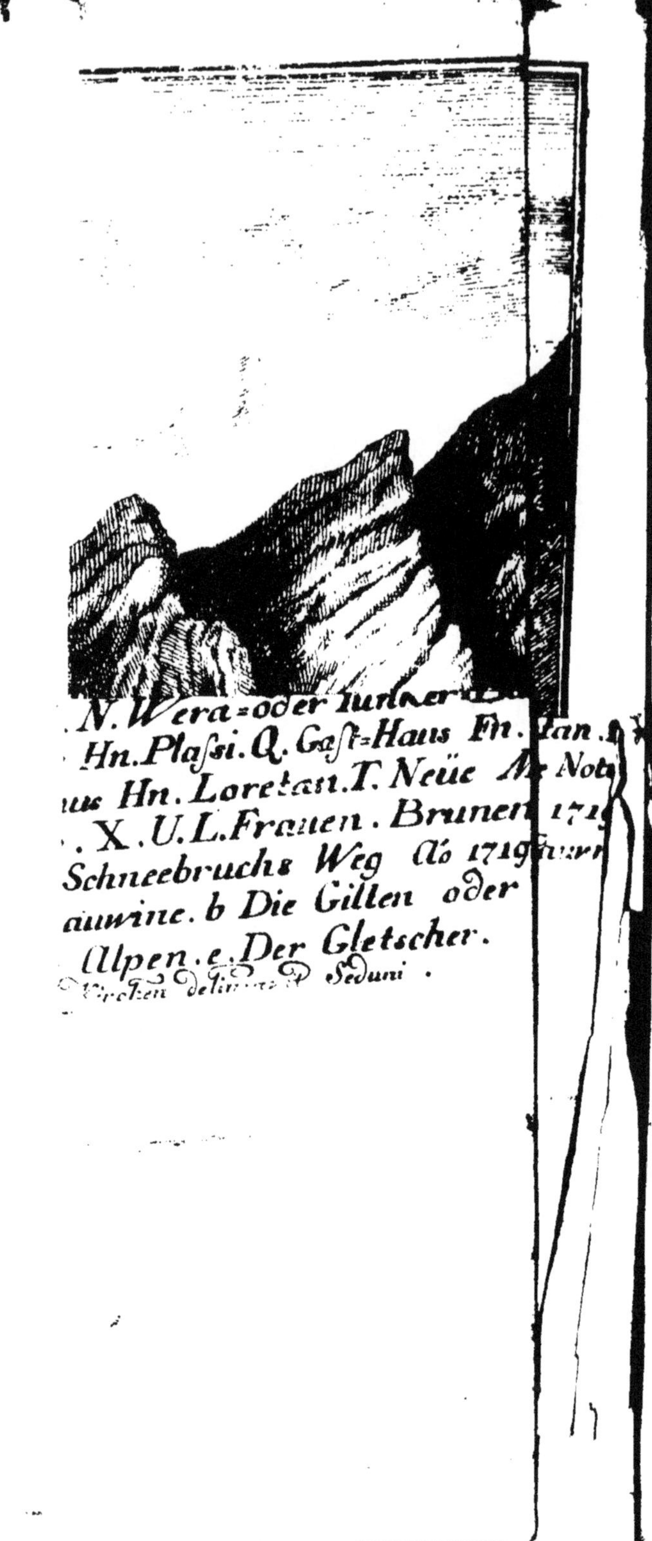
N. Wera=oder
Hn. Plassi. Q. Gast=Haus Hn.
Hn. Loretan. T. Neüe
X. U. L. Frauen. Brunen
Schneebruchs Weg Ao 1719
b Die Gillen oder
Alpen. e. Der Gletscher.
Seduni.

DESCRIPTION & ANALYSE DES EAUX MINERALES DES BAINS DE LOECHE EN VALAIS, DE LEURS SOURCES, EFFETS & USAGES

Par

FRANÇOIS XAVIER NATERER M. D.

Traduit de l'Allemand par Mr. Scholl Conseiller de la Ville de Bienne, Docteur en Médecine.

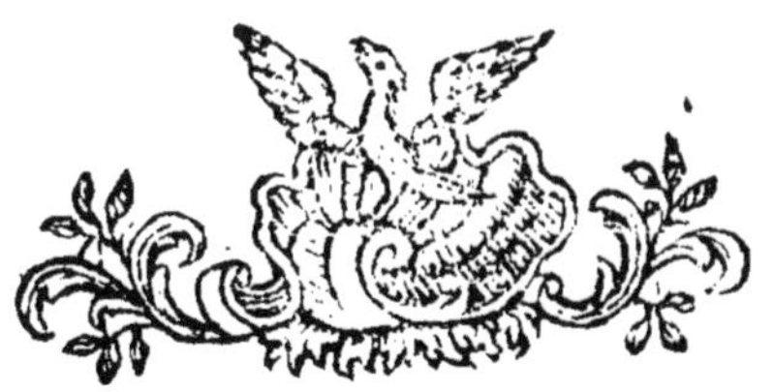

Avec PERMISSION *des* SUPERIEURS.

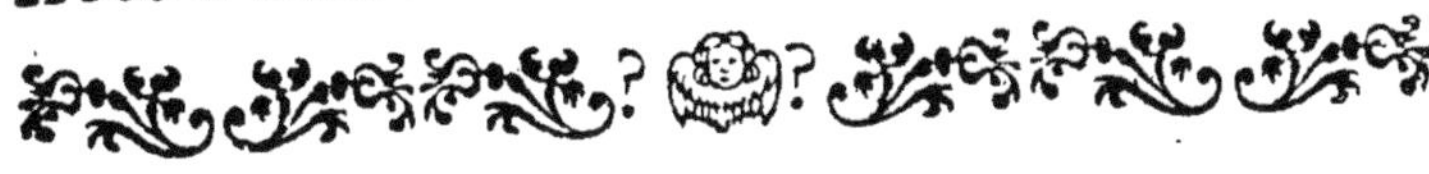

A SION,

Dans l'Imprimerie du Magistrat,
Chez Sebastien Naterer, 1770.

AUX

TRES ILLUSTRES, TRES NOBLES, TRES HONORE'S ET MAGNIFIQUES SEIGNEURS, SEIGNEURS BOURGUEMAITRE, PREPOSES, ET MEMBRES DU HAUT ET SOUVERAIN CONSEIL DE LA VILLE DE SION &c. &c.

TRES ILLUSTRES, TRES HONORES, ET MAGNIFIQUES SEIGNEURS!

SI j'ai la hardiesse de Vous présenter ici le foible essai de mes travaux, c'est Votre bonté naturelle jointe au devoir

voir de la plus vive reconnoiſſance, qui m'en a inſpiré le deſſein; en conſidérant le fond de bienvaillance & la nobleſſe de ſentiment, qui Vous diſtinguent, je ne ſaurois me le mieux repréſenter que ſous la figure du grand & vaſte Océan, qui reçoit & réunit indifféremment dans ſon ſein & les fleuves les plus célébres, & les ruiſſaux les moins connus.

Convaincu en ſecond lieu de l'affection ſurabondante envers le public, que le Seigneur a répandu dans Vos illuſtres Cœurs la nature même de cet ouvrage, qui ne doit le jour qu'au déſir ſincére de lui être utile, me ſuffit, pour que je prenne la liberté de Vous en offrir l'hommage.

N'euſſai

N'eussai-je enfin aucun autre titre, qui pût authoriser la confiance respectueuse, avec laquelle j'ai l'honeur de Vous le dédier, un ouvrage déstiné à faire connoître nos eaux minérales, & les vertus salutaires, que la Providence a attachée à ce trésor de la Patrie pour le soulagement de tant d'infirmes & de malheureux, qui s'y trouvent, ou qui y viennent des païs etrangérs, ne devoit naturellement paroître que sous Votre auguste Nom.

Daigne le Tout-Puissant favoriser MES TRES ILLUSTRES, TRES NOBLES, TRES HONORES ET MAGNIFIQUES SEIGNEURS *d'un bien-être le plus long & le plus florissant, & perpétuer jusqu'aux tems les plus reculés*

culés ces grands ſentimens, qui les intereſſent au bien de l'humanité; ainſi que la tendreſſe pour les malheureux fait le plus bel ornement de la grandeur, de même auſſi elle eſt une reſource aſſurée dans le beſoin, & le plus ferme appui d'une République; C'eſt une eſpéce d'arbre de vie, dont on commence à gouter les fruits dans ce monde, & qui forme les plus tendres délices de l'ame dans l'éternité.

Ce ſont les vœux, que je renouvelle en mettant ſous Vos auſpices ainſi que ſous Votre Protection la traduction d'un ouvrage, que Vous avez ſi gracieuſement acceuilli; les marques diſtinguées de ſatisfaction, dont Vous m'avez honorés, & pour

les

lesquelles je conserve le plus précieux souvenir, en sont un illustre monument, elles prouveront à mes Lecteurs l'utilité de la matiére, la vérité des preuves, le discernement & la bienvaillance de mon très gracieux Souverain. J'ai l'honeur d'être avec le plus profond respect

DE MES ILLUSTRES, TRES NOBLES, TRES HONORES ET MAGNIFIQUES SEIGNEURS

Le très humble, très obéissant
& dévoüe Serviteur
F. X. Naterer.

PREFACE.

SI nous considérons les biens & les avantages sans nombre, dont la nature bienfaisante a comblé & béni notre Patrie nous trouvons, qu'elle n'a point borné ses soins à lui fournir abondamment, tout le nécessaire pour l'entretien de ses habitans, mais qu'elle l'a favorisé de Remédes particuliers & spécifiques pour la conservation de la santé, le plus précieux de tous les biens. Et certainement, au premier égard, elle paroit s'être étudiée, à fournir non seulement les choses de premiére nécessité, mais même celles de pur agrément. Car outre que l'air est peuplé d'une infinité de sortes d'oiseaux les plus rares, il a encore cette vertu particuliére, qu'il humeƈte nos arbres d'une Manne abondante & parfaite au point de ſoutenir toutes les épreuves, que nos habitans ont ſoin de recueillir avant le lever du ſoleil, & de faire ſécher. Les fleuves nouriſſent une ſuffiſante quantité des meilleurs poiſſons, & differents animaux aquatiques de pluſieurs genres.

La terre produit de même les fruits les plus exquis, ſans parler de ceux, que l'on trouve communément dans les pays voiſins, allemands & autres: nous avons des belles pommes de Grenade, differentes eſpéces de Figues, & de très-bonnes Amandes: l'on y recueille du plus beau & du meilleur Saffran, de la Cire la plus fine & la plus durable, du miel le plus aromatiſé & le plus doux: nos côteaux nous fourniſſent des vins, auſſi précieux que ſains & variés: les forêts ſont remplies de gibier de haute venaiſon; l'on y trouve l'agaric le plus blanc & le plus léger, la térébenthine la plus claire: dans

nos

nos mines ſe trouvent des mineraux précieux, & des mineraux communs.

Pour tout dire en un mot, la main du Créateur n'a rien épargné pour rendre ce Pays fortuné & digne d'envie, & quoique cette main bienfaiſante ait pourvû ſi généreuſement au néceſſaire, elle n'a pas moins eu de ſoins à pourvoir à la conſervation de la ſanté, le plus précieux des biens.

C'eſt pour celle-ci, qu'elle fait produire aux glacieres les plus froides, ces herbes & ces racines d'une vertu ſi efficace, dont on voit des effets ſi merveilleux en Médecine, c'eſt pour elle, que ſe trouvent des plantes réchauffantes dans les climats froids, des raffraichiſſantes dans les climats chauds. Non contente de cela, cette main bienfaiſante, nous procure un reméde encore plus efficace & d'un uſage plus général, en faiſant jaillir hors des entrailles de la terre, une eau minerale, abondante, chryſtaline & très-chaude.

C'eſt de ces eaux ſalutaires, de leurs effets & des Cures, qu'elles ont opéré, que je me ſuis propoſé de donner la déſcription, autant que ma foible capacité le permettra, engagé à cela d'un coté par la néceſſité d'inſtruire le Public comment on doit ſe conduire pendant le tems de la Cure, & de l'autre par l'obligation de remplir mes devoirs, tant envers l'humanité en général, qu'envers ma Patrie en particulier, je puis même le faire avec d'autant plus de plaiſir & de confiance, que j'ai eu pendant un nombre aſſez conſidérable d'années, occaſion d'y puiſer une expérience ſur cette matiére, appuyée ſur nombre de magnifiques Cures dont j'ai été témoin oculaire, voici la dixſeptiéme Eté écoulée, en faiſant cette étude, qui m'a couté bien de la peine & bien des fraix; malgré tout ce que je puis avoir fait juſqu'ici, je ne m'arréterai pas; s'il plait à Dieu de me conſerver la vie

vie & la ſanté, j'aurai ſoin de communiquer avec empreſſement au Public, pour ſon avantage, les Cures que ces eaux ſalutaires opéreront à l'avenir.

Si ce petit Traité avoit le bonheur d'être approuvé & reçu favorablement du Public, je me propoſe d'augmenter une ſeconde Edition que j'en pourrois faire en ajoutant à celle-ci divers manuſcrits qui me reſtent.

En attendant je prie le Lecteur de ce contenter de ce foible ouvrage, de paſſer légérement ſur les fautes qui peuvent s'y être gliſſées, en faveur de l'intention de ſon Auteur, qui ne c'eſt propoſé d'autre but, que la plus grande gloire de Dieu & l'avantage de ſon prochain.

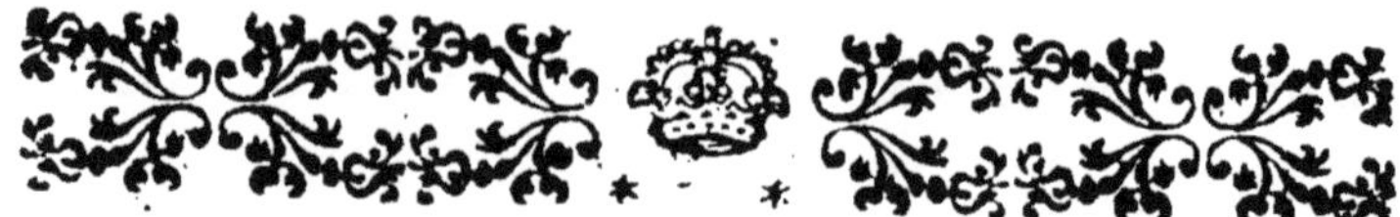

Premiére Partie,

De l'Origine des Bains de Loeche.

CHAPITRE PREMIER.

Déscription succinte de l'endroit & des sources minerales.

TOut me persuade que ces eaux minerales, si utiles au genre humain, ont été pendant très-longtems cachées dans les rochers inaccessibles du désert dans lequel elles se voyent aujourd'hui, & c'étoit là l'Idée de Josias Simler. Cet Auteur, digne de foi, nous dit, (a) que dans les siécles passés, avant que l'endroit fut habité, l'accès en étoit non seulement pénible & difficile, mais même dangereux, tant à cause de sa position extrémement sauvage, que par le nombre des bêtes féroces dont il étoit peuplé. Premiérement du coté de l'Orient il est couvert par une immense glaciere, dans laquelle prend sa source le ruisseau nommé *la Dale*, qui coupe le Valon entre le midi & le couchant, c'est en suivant son cours que l'on voit des pré-

(a) Déscription du Valais page 143.

précipices affreux dont l'aſpect faiſoit autre fois tourner la tête à la pluspart des voyageurs. Du coté du midi le Valon eſt entouré de rochers fort hauts & fort eſcarpés. Au nord ſe voit *la Guemmi*, montagne cy-devant prèsque impraticable par ſa nature, mais que l'art a ſçû rendre très facile pour ce paſſage ſi néceſſaire.

Les chaſſeurs ayant détruit les bêtes feroces qui faiſoient de ce lieu leur habitation, en rendirent par-là l'accès facile aux bergers, qui découvrirent enfin, en y gardant leur bêtail, ces ſources ſi longtems inconnues, ils y lavérent leurs pieds, & ne tardérent pas à rendre leur decouverte publique.

Si nous voulions rechercher l'époque préciſe, à laquelle ces ſources doivent leur origine, il faudroit remonter, ſans doute à des tems bien reculés; car elles ne paroiſſent pas l'ouvrage de quelques ſiécles: & comme toutes choſes, ici-bas dérivent de la grande revolution, occaſionnée par le déluge, elles peuvent très-bien, dater de cette grande époque, & ſi l'on n'a pas des preuves, qu'elles ſont de cette antiquité l'on n'a pas non plus de certitude du contraire.

L'Auteur cité plus haut, Simler atteſte que Caſpar Collinus Apoticaire de Sion, avoit déjà écrit, il y a près de trois siécles un petit Traité sur ces eaux minerales, qui dailleurs étoient déjà en reputation longtems avant l'époque de Messieurs de Syllinen, circonstances qui prouvent que l'existence de ces sources est très-ancienne.

Après que les bergers en eurent fait la découverte, & que leur usage eut opéré nombre de Cures merveilleuses, les habitans de cette Valée, qui occupoient encore en petit nombre, les bords opposés de la Dale, ne tardérent pas à faire aussi usage de ces eaux salutaires.

Ils s'éfforcérent de faire de cette espéce de désert, un pays un peu plus cultivé, ce qui y attira des habitans, dont le nombre s'étant augmenté insensiblement, ils n'eurent plus d'autre soin que celui de procurer de la célébrité à leur habitation. Selon le témoignage d'Actes autentiques (b) Messieurs de Rarogne Gentilshommes, le Baron Petterman de Rarogne, Seigneur de Toggenbourg en particulier, possedoient de grands biens dans cette contrée. Valther de Supersax Evêque de Sion en 1478. acquit

(b) Actes autentiques de la Chancelerie de Sion, touchant les bains de la Valée Deboës de Loeche.

acquit une partie de ces biens, des Nobles Caspar de Hertenstein de Lucerne, & d'autres Personnes. Ce Prélat eut pour Successeur à l'Evéché Jost de Syllinen, Bourgeois de Lucerne, à qui on est redevable de nombre d'établissements magnifiques; ayant posé la premiére pierre de l'Eglise de sainte Barbe, en 1484. Il fit encore construire plusieurs bains, batir de neuf où rétablir plusieurs auberges, & maisons particulieres.

Peu de tems après le célébre Cardinal Matthieu Schiner, Evêque de Sion, qui a fait dans cet endroit nombre de choses remarquables, retira en 1501. des héritiers de Syllinen, nommément des Nobles Caspar & Christophle de Syllinen Fréres, au moyen d'une prononciation d'arbitres de Berne & de Lucerne, & d'une somme d'argent, des possessions des droitures très-considérables avec des bâtiments dans les bains, & dans la Valée appellée Deboës. Le même Cardinal fit en outre bâtir une grande & magnifique maison de Pierre de taille, sur la place qu'occupe aujourd'hui l'auberge de Mr. le Maire Julier, où elle a subsisté au dela de deux siécles & demi.

Plusieurs Familles d'entre celles de la Noblesse, y firent bâtir ainsi que d'autres

tres particuliers nombre de jolies maisons commodes, avec des arcades & des boutiques, qui ornoient si bien la ruë qui descendoit dès la place, qu'à cet égard l'endroit ressembloit plutôt à une petite ville, qu'à un village placé sur une montagne.

Au moyen de cela, les Personnes qui fréquentoient ces bains, y trouvoient toutes les commodités & les aisances nécessaires, soit pour l'utile, soit pour l'agréable, ensorte que bien des gens s'y rendoient plutôt par amusement que par nécessité. Ils ne le cedoient en rien à tous ces égards, aux autres principaux bains de l'Europe, & jouïroient encore aujourd'hui de ces avantages, si malheureusement, une immense & affreuse lavange de neige ne les avoit entiérement abîmés & détruits. Ce terrible malheur, arriva au milieu de l'hyver le 17. Janvier 1719. l'évalanche se précipita avec une telle impetuoisité & une telle force, que tous les bains & toutes les maisons de la droite jusqu'à l'Eglise, furent totalement enlevées dès les fondements, & ce qu'il y eut encore de plus affligeant c'est que 55. Personnes y perirent, écrasées dans leurs propres maisons, ou étouffées sous la neige.

Chacun

Chacun s'imagine aiſément jusqu'à quel point le reſte des habitans dût être rempli d'effroi, & il n'eſt pas étonnant que la crainte d'une pareille cataſtrophe, les ait empêché de rebâtir dans les mêmes endroits, où ils n'ont fait que rétablir l'abſolument néceſſaire, l'évenement à juſtifié leurs craintes à cet égard, une pareille évalanche, ayant, il y a 13. ans, fait faire un mouvement ſi extraordinaire à la maiſon de Mr. le Maire Julier ſur la place, que le bâtiment qui eſt en bois, fit un quart de converſion à gauche, & fut entiérement enlevé de deſſus les murs, ſur lesquels il étoit placé. Il n'y a que peu d'années, que le bain des *Gentilshommes*, fut de même entiérement emporté avec une maiſon en deſſous, à coté du grand chemin.

CHAPITRE SECOND.

Des ſources en général.

EN conſidérant le grand nombre de ces ſources abondantes en eaux chaudes, je ne puis aſſez admirer la Providence & divine bonté du Créateur, qui fait jaillir depuis tant de ſiécles ſans interruption, & avec les mêmes forces ces eaux ſalutaires, pour la conſolation & l'avantage des hommes.

§. 1.

§. 1.

Considérons dabord la principale & la plus abondante de ces sources, qui forme à ce que j'éstime une colomne d'eau de 4. à 5. pouces, elle se trouve sur la place, couverte par une grande pierre marquée d'une Croix, de dessous laquelle on la voit sortir, ayant la direction de l'Orient à l'Occident.

§. 2

Cette source fournit en même tems l'eau aux quatre bains principaux, qui sont 1. Le grand bain commun, qui étant placé à coté la reçoit par un petit canal. 2. Celui des Gentilshommes ou des Nobles Werra. 3. Le bain des Zuriquois; & 4. Celui destiné aux Personnes qui se font ventouser. Ces trois derniers la recoivent directement par le moyen de deux grands tuyaux, placés immediatement à la source.

§ 3.

On remarque dans le bain commun une petite fontaine, appellée la fontaine d'or, elle s'y rend en passant par dessous la Chapelle de St. Laurent au dessus de laquelle elle prend vraisemblablement sa source. Cette excellente fontaine, ne, est suivant toutes les apparences, un rameau de la grande source, dont elle se détache à une grande profondeur sous terre. On en trouve la preuve, en ce que les eaux de la grande source dabord après de grandes pluyes, se troublent, ce qui provient sans doute d'un mélange de quelque terre argilleuse & grisatre, que les eaux de pluyes détachent dans les canaux souterrains, & ce n'est que deux ou trois jours après qu'on s'apperçoit de ce changement à la fontaine d'or.

§. 4.

Celle-ci parcourant un fort long trajet, par des canaux différents, il conste de là, que ces eaux ne sont pas de même nature que celle de la grande source, ainsi que je dirai plus amplement dans la suite.

§ 5.

Si l'on dirige ses pas du coté des bains de guérison, l'on trouve en avançant dans les prés, une assez jolie promenade, dans une prairie très-agréable, qui offre un point de vuë singulier & curieux. Là se rencontre dabord, un peu au dessus du village, à gauche du chemin, dans une possession appartenante aux Nonnes Preux une source assez considérable,

ble, mais dont on fait peu d'usage à cause de son peu de chaleur.

§ 6.

De là en montant un peu plus à droite, l'on trouve dabord le bain le plus ancien, bâti en pierres de taille, & dont le toit a été emporté par une avalanche, il étoit destiné aux ladres & aux personnes qui avoient des maladies externes, puis se voyent précisément au dessus, trois sources particuliéres, dont celle du midi est appellée communément, source *vomitive* mais l'effet ne répond pas toujours à l'epithete qu'elle porte, ainsi que je le demontrerai en son lieu, c'est de ces sources, que le bassin mentionné ci-dessus, tire ces eaux.

§. 7.

En poursuivant de là encore environ deux cens pas, l'on rencontre sur une petite hauteur près de la Dale le bain de *guérison*, plusieurs fois emporté par les éboulements de neige: à quelques pas de là, du coté droit, se voyent 3. petites sources, qui entrent dans le susdit bain, avec trois autres plus abondantes, que vous trouvez avec beaucoup de satisfaction, en tirant dès le bain à gauche, sur une petite hauteur, au haut de laquelle

quelle on a posé une Croix, au Nord de la Dale. L'on boit par préférence de deux de ces sources, qui jaillissent hors de terre en bouillonant, elles coulent toutes trois, par une suite de leur position, du couchant au levant.

§. 8.

Quelques pas plus loin l'on trouve encore six petites sources, dont trois sortent tout au pied de la petite hauteur, dont je viens de parler, elles coulent dans la Dale, & ne sont d'aucun usage.

§. 9.

Plus loin de l'autre côté de la Dale, existent deux autres sources, l'une sur le pré de Madame la Bannerette Balet à une demi lieu environ du bain de guérison, la seconde un peu plus près; elles sortent de terre du côté du Nord, coulent au midi & vont se jetter dans la Dale: c'est près de la derniére dont l'on approche rarement, que j'ai trouvé de plus beau saffran de Mars, attaché même aux feuilles vertes, qui se baignoient dans la source.

§. 10.

Il y a encore dans les prés, au dessous du village, une source appellée maréche ou *Gülle* des chevaux: elle est assez considérable, & le seroit encore davantage, si l'on en rassembloit les filets.

§. 11.

Enfin à cent pas environ au dessous de celle-ci se trouve une source, appellée *Staffelin*, qui a ceci de particulier, c'est que l'eau chaude jaillit de terre précisément au dessous d'une autre source froide. L'on pourroit en indiquer plusieurs autres moins considérables, mais le nombre de celles-ci, fait qu'on néglige ces derniéres comme étant de peu de conséquence.

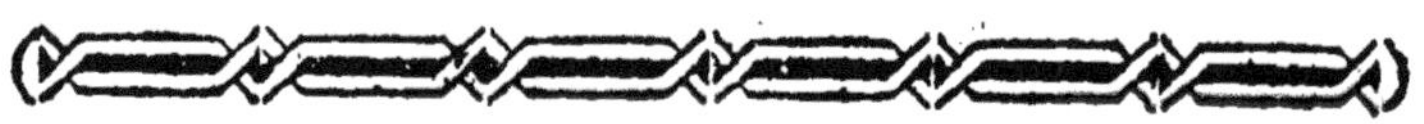

CHAPITRE TROISIEME.

Déscription des eaux minerales, & des expériences, qui en ont été faites.

§. 12.

TOus ceux qui prendront la peine de faire une analyse exacte de ces eaux, & qui examineront avec soin les admirables proprietés & vertus qu'elles renferment, seront obligés de convenir avec moi, qu'il est peu d'eaux minerales, qui puissent entrer en comparaison avec les notres. Il conste par l'analyse qui en a été faite à Geneve avec des eaux conservées dix ans dans des bouteilles bien bouchées, & par une reïtération de cette expérience faite ici, qu'elles peuvent, quoique gardées très-longtems, produire le même effet, que le jour qu'elles ont été puisées. De là nait la preuve incontestable, que ces eaux contiennent des parties étherées, volatiles & spiritueuses qui l'animent, parties dont l'existence est encore confirmée par les expériences suivantes.

§. 13.

Premiérement. Le dégré ordinaire indiqué par le Thermométre, pour la congelation de l'eau commune, n'est pas suffisant pour congeler nos eaux minerales, il faut que le froid soit de deux ou trois dégrés plus grand, pour opérer cet effet. D'où l'on peut naturellement conclure, que ce sont les parties spiritueuses qu'elles renferment qui les garantissent du gel, auquel l'eau commune est exposée. J'ai fait là dessus une observation très-curieuse, c'est que si l'on laisse geler, une bouteille bien bouchée, pleine de cette eau, l'on remarque les parties terrestres concentrées au milieu de la glace, sans avoir subi ce changement, au lieu que si la bouteille se trouve fenduë ou mal bouchée, ces parties alors se précipitent entiérement au fond, & laissent tout le reste de la bouteille rempli d'une glace cristaline & parfaitement épurée.

En second lieu. Si l'on met de cette eau dans la pompe pneumatique, & qu'on en pompe l'air, l'on voit s'attacher autour du verre une quantité de petites bulles, & une plus grande quantité encore s'élever de bas en haut, comme si l'eau alloit boüillir; ce qui provient de ce que cet élément élastique, n'étant plus préssé par l'air extérieur, se dilate, s'éleve & pénétre hors de l'eau.

§. 14.

3me. L'on ne peut qu'admirer la proprieté singuliére de cette eau, si l'on considére qu'elle ranime & vivifie une plante, sur la qu'elle l'eau commune n'auroit produit qu'un effet opposé: prennez une fleur ou une plante quelconque, qui ait été quelque tems détachée & coupée de sa tige, privée de ses sucs nourriciers, quelque fanée & flétrie qu'elle soit, quelque peu de suc, qu'il lui reste dans ses petits canaux, si vous avez soin de retrancher un peu du bas de sa tige, & que vous la placiés dans la source bouillante, aussitôt les parties subtiles & salines des mineraux la pénétreront & en se mêlant

avec

avec le ſuc épaiſſi de la plante lui rendront la vie, parce que la quinteſſence de cette eau s'unit ſi intimément avec les ſucs nourriciers, qu'elle rétablit la circulation dans les plus petits canaux, & procure par là une nourriture néceſſaire à toutes les parties de la plante: de maniére que dans l'eſpace d'un quart-d'heure, les feuilles que l'on voyoit fanées & flétries, ſe redreſſent inſenſiblement comme les roſes de Jéricho, & reprennent enfin leur éclat & leur fraicheur, tout comme ſi elles ſortoient d'être cueillies. On peut rendre cette expérience, très-amuſante, au moyen d'un microſcope, à l'aide duquel, on verra avec un très-grand plaiſir, les pointes des feuilles, s'élever inſenſiblement & reprendre une nouvelle vie.

C'eſt là une proprieté bien ſinguliére & bien étonnante, qu'on ne ſçauroit trop admirer dans ces eaux vivifiantes, ſi l'on conſidére qu'au lieu de cuire & de brûler les plantes, ainſi que cela arrive, ſi l'on fait cet eſſay avec de l'eau commune, échauffée au même dégré, elle produit un effet tout oppoſé.

Ne pourroit-on point préſumer, que comme l'acide ſubtil vitriolique anime preſque toutes les couleurs: de même les parties étherées, vitrioliques & sulfureuses des mineraux intimément unies avec les principes volatilisés par la chaleur, peuvent opérer un effet semblable sur les plantes: je laisse au reste. à Messieurs les Physiciens, la décision de ce phénoméne.

§. 15.

4me. Si on mêle un quart-d'once de syrop de violettes, avec deux onces d'eau, ce mêlange prendra dans quelques minutes une couleur verdâtre, mais après qu'il aura reposé 12. heures, l'on n'y appercevra aucun changement. Il suit de là que ces eaux sont chargées d'un vrai principe Alcalin, qui s'y montre encore mieux, en donnant à des fleurs mêmes de violettes, qu'on met tremper dans cette eau, une nuance verdâtre.

§. 16.

5me. La teinture *d'orseille* faite avec de l'eau de pluye, donne dabord à nos eaux minerales, une couleur de lait, mais après 24. heures ce mêlange commence à devenir d'un bleu violet, expérience qui indique dans ces eaux, un principe caché d'un subtil acide spiritueux.

§. 17.

6me. Le mêlange fait avec une teinture

ture de margarante ou d'écorce de grenade, préparée avec de l'eau de pluie, indique de même dans nos eaux la présence d'un sel Alcali.

§. 18.

7me. L'infusion ou l'extrait des noix de galles, préparée avec de l'eau de pluie à un dégré convenable de chaleur, donne à nos eaux, une couleur brune, & après 24. heures l'on voit de petits floquets bruns, se précipiter au fond du vase : la pellicule qui se forme au dessus de l'eau, paroit de différentes couleurs, entre les quelles le verd domine; le phénoméne fait voir, que l'esprit volatil vitriolique, dont ces eaux sont impregnées, provient d'un mineral de fer très-pur, qui pourroit cacher encore un esprit de soufre, sans aucun mélange de cuivre. J'ai fait la même expérience, avec des eaux puisées à la source appellée *vomitive*, sans y rien appercevoir de particulier, les phénoménes se montrant les mêmes, dans toutes les sources.

§. 19.

8me. La proprieté attribuée à l'eau de cette source, de provoquer le vomissement, me l'ayant rendu suspecte, je m'imaginai, que peut être cette source, particuliére en cela des autres, charioit quelques parties d'un cuivre vitriolique, je crûs ne pouvoir mieux découvrir la vérité de ce problême, qu'en jettant de ces eaux ſur de la limaille de fer bien pure, je pris pour cela une certaine portion de limaille, que je laiſſai tremper quelques jours dans 12. fois autant d'eau, mais je n'y appercus aucun changement, la limaille étoit reſtée auſſi pure, que quand je l'y placai.

§. 20.

9me. Une ſolution de mercure ſublimé corroſif, faite avec de l'eau de pluie, rend nos eaux troubles & couleur de lait: ce mélange reſte tel quelque tems, & dépoſe au bout de 24. heures un ſédiment blanc comme neige au fond du vaſe; la pellicule qui ſe forme à la ſuperficie de l'eau, eſt nuancée, comme la queuë d'un paon, des plus belles couleurs; d'où l'on peut conclure, que puiſque le ſel Alcali, qui ſe trouve dans ces eaux, ne peut pas fermenter avec le mercure, ce doit être un ſel fixe.

§. 21.

10me. Si on laiſſe tomber dans nos eaux une ſolution de ſucre de ſaturne, elle vient à l'inſtant d'un blanc de lait trouble

trouble ſans aucune effervefcence, après avoir reſté quelques heures dans cet état, on voit un ſédiment très-blanc & très-délicat, ſe précipiter au fond du vaſe, ſi on le remuë, elles redeviennent troubles comme auparavant, & ſe clarifient de même; de là l'on peut je crois tirer la conſéquence, que nos eaux contiennent un acide ſubtil, intimément uni avec un ſel fixe.

§. 22.

11. L'Inſtillation de l'huile de tartre par défaillance, ſans produire la moindre effervefcence dans l'eau, lui a donné une couleur blanchâtre, qui après quelques heures de repos s'eſt précipitée, ſous la forme d'un petit nuage blanc en laiſſant le deſſus clair & transparent; & quoique cette huile n'ait point produit d'effervefcence, il n'en eſt pas moins vrai que nos eaux contiennent un acide ſubtil, mais qui ſe trouve ſi intimément lié dans les entrailles de la terre, avec une terre alcaline, que l'huile de tartre ne peut point entrer en effervefcence, n'y agir ſur elles.

§. 23.

12me. La ſolution de vitriol de Mars, faite avec de l'eau de pluie n'occaſionne pas la moindre fermentation dans nos eaux; on voit ſeulement de petites parcelles flottantes d'un jaune brun; le lendemain j'obſervai qu'une partie du vitriol de Mars, s'étoit précipitée; ce phénoméne indique d'une façon inconteſtable, dans nos eaux, un acide caché, une très-petite quantité de particules martiales, & en échange une portion plus conſidérable d'une terre calcaire, qui leur donne une vertu légérement aſtringente & même fortifiante.

§. 24.

13me. Une infuſion de thée verd, faite avec de l'eau de pluie, trouble nos eaux & leur donne une couleur brune, preuve encore évidente du principe Alcali qu'elles renferment.

§. 25.

14me. Il eſt connu de tout le monde, que nos eaux donnent à l'argent, que l'on y laiſſe quelque tems, une couleur d'or, au point près que de s'y méprendre, quand on n'eſt pas au fait, j'ai été à cette occaſion curieux de rechercher s'il ne ſe trouveroient peut-être point dans cette ſource quelques parties prédominantes de ſoufre, je fis préparer pour cela, une plaque d'argent

mince

mince, de la grandeur d'un écus de France, je la fis polir comme une glace de miroir, & la plaçai pendant 3. fois 24. heures dans le ruisseau de la grande source, exposée au plus fort d'eau qui en sortoit. Cette plaque devint jaune comme de l'or, & ne perdit rien de sa couleur, quoique je la frotai, quelque tems avec la main.

Cette expérience prouve le peu de parties sulfureuses, que ces eaux contiennent ; car de tous les mineraux, il n'y en a aucun qui découvre mieux le soufre, que l'argent ; puisqu'il n'y a qu'à en laisser quelques moments une piéce dans une eau bourbeuse & marécageuse, ou près des latrines d'où sortent continuellement des exhalaisons sulfureuses, & elle deviendra bientôt noire, ainsi que cela arrive journellement à l'argent que l'on porte dans des bains sulfureux : nonobstant cela l'on ne peut pas nier, qu'il ne se trouvent quelques particules de soufre, j'en ai même trouvé de légers indices dans quelques unes de mes expériences ; par exemple, en faisant avec soin de nuit la calcination chymique de la terre d'ocre rouge que l'on y trouve, j'aperçus une legére flamme bleuve, qui ne dura qu'un instant, & me donna une odeur de

soufre.

soufre. J'ai observé outre cela de tems en tems, que des bagues d'argent portées dans le grand bains par des femmes, y devenoient noires, mais je crois que c'est la un effet des exhalaisons sulfureuses, qui sortent des personnes mêmes, plutôt que de celles des eaux, que je n'ai point remarqué avoir produit cet effet, si ce n'est peut-être lorsqu'on négligeoit de bien laver les bains, & alors les vapeurs sulfureuses paroissoient s'augmenter. Il reste donc vrai que les parties sulfureuses qui se trouvent en très-petite quantité dans nos eaux, ne consistent pas seulement dans un esprit volatil, mais qu'elles ont encore un principe bitumineux tellement lié avec les parties martiales, qu'impossiblement le soufre ne peut se déveloper.

§ 26.

15me. Ayant puisé par un tems serein, dans la grande source sur la place, 5. livres poids de marc de cette eau, je la mis dans un alambic de verre, bien bouché, & la distillai à un feu de sable fort doux: après l'avoir reduite des deux tiers, je vis de très-beaux cristaux, semblables au sel de Sedliz attachés aux paroirs de l'alambic, les en ayant sorti, ils

ils ſe trouvérent du poids, de 24. à 25. grains. Je me ſervi d'un microſcope pour les examiner & trouvai les plus beaux cristaux que la nature puiſſe produire, de figure piramidale à 3. 4. & même ſix angles. Il reſta dans le recipient une eau extrêmement ſubtile & ſi legére qu'à mon avis il n'eſt aucune eau diſtillée qui puiſſe lui être comparée, l'ayant trouvée agréable j'en bus abondamment, ce qui me procura au boût d'une demi heure une très-forte ſueur, ſans doute parce qu'elle étoit en quelque façon la quinteſſence des eaux minerales. Je laiſſai après cela évaporer doucement dans un vaſe de terre, l'eau reſtée dans l'alambic, & elle dépoſa au fond un ſédiment d'un gris blanc, qui peſa 64. grains.

§. 27.

16me. Ayant fait diſſoudre avec aſſez de peine ce même ſédiment dans de l'eau diſtillée, & fait filtrer cette ſolution par un papier gris, J'en retirai après une ſeconde évaporation 27. à 28. grains d'un ſel tout à fait différent de l'autre, & qui reſſembloit plutót à une terre calcaire qu'à du ſel; je trouvai enſuite, qu'il étoit reſté dans le papier, une terre crétacée d'un gris tirant ſur le blanc de la péſanteur de 35. à 36. grains.

§. 28.

§. 28.

17me. J'ai éxaminé de la même maniére avec soin, toutes les autres sources: Le résultat que m'a donné la grande de la place, a été ainsi que je l'ai dit, de

26. grains sel en cristaux;
28. - sel calcaire &
36. - de terre crétacée

gr. 90.

J'ai trouvé le même résultat, dans les deux plus grandes sources des prés, appellées *les Gülies*, desquelles la source appellée *vomitive* ne ma paru différer en quoi que ce soit.

§. 29.

18me. Le produit de chacune des trois sources qui sont près des bains de guérison a été de

24. grains de sel en cristaux
33. - - sel calcaire &
34. - - terre crétacée.

91.

§ 30.

En échange la petite fontaine d'or, qui coule dans le grand bain commun, s'est trouvée d'une nature tout à fait différente,

férente, en ſorte que contre mon attente, les mêmes opérations, ont produit des réſultats tous différents de ceux des autres ſources; car après l'évaporation des deux tiers de l'eau, l'alambic parût rempli d'un lait caillé, & bientôt après il ſe précipita au fond du vaſe une poudre blanche comme de la neige, ſans aucun mêlange de matiéres ſalines, comme les précédentes opérations m'en avoient fourni. Après avoir retiré le tout de l'alambic, je le laiſſai évaporer à ſec dans un vaſe bien verniſſé, & trouvai enſuite au fond 90. grains d'une matiére blanche, inſipide, ſemblable à une fine magneſie de nitre.

§. 31.

20me. Ayant fait diſſoudre dans de la même eau diſtillée la terre ſubtile que j'en avois tiré, je fis filtrer cette ſolution, qui me rendit encore les mêmes 90. grains. Et l'eau par ainſi ne laiſſa aucun ſédiment après l'évaporation, d'où j'ai conclu, que ce petit rameau, qui dérive vraiſemblablement de la grande ſource, perd en chemin à cauſe de ſon peu d'eau ſa ſubſtance minerale, en prend quelqu'autre, ou rencontre dans ſon trajet quelques corps étrangers, qui par une fermentation inteſtine en changent la nature.

§. 32.

§. 32.

21me. Ayant pris 10. grains de cette terre legére marneuſe, je l'arroſai avec de l'eſprit de vitriol, qui procura à l'inſtant une fermentation bruyante, d'une odeur pénétrante. La fermentation paſſée au bout de quelques minutes, la terre ſe trouva diſſoute, tout comme cela arive à la magniſie quand on y verſe de l'eſprit de nitre. L'eſprit de vitriol avoit en échange perdu quelque peu de ſon acidité. D'où l'on doit conclure, que cette terre eſt alcaline & ſoluble.

§. 33.

22me. Cette expérience ſe trouve confirmée par celle que j'ai fait avec du jus de citron, qui après l'efferveſcence, ſe trouva avoir diſſout une bonne partie de cette même terre.

§. 34.

23me. Ayant calciné 6. grains de de cette terre, je ne trouvai pas qu'elle eut rien perdu de ſon poids, puis l'ayant laiſſée à l'air, elle y devint dabord humide, & fermentoit avec tous les menſtruës acides comme auparavant.

§. 35.

24me. Pour connoître d'autant mieux la qualité alcaline de cette terre, j'en mêlai 15. grains avec 30. grains de fleur de soufre, & ayant fait fondre ce mêlange dans une cuiller de fer, sur un feu de charbons, il devint rougeâtre, & avoit à peu près l'odeur d'une préparation d'antimoine.

§. 36.

25me. Enfin en mêlant & triturant une partie égale de cette terre & de sel ammoniac, la partie volatile de ce dernier se détacha dabord de la terre, puis en y ajoutant 2. goutes d'esprit de ce même sel, cela me donna à l'instant un sel volatil sec, ce qui prouve encore, que cette terre est alcaline.

§ 37.

26me. Quoique les plus grands connoisseurs, ayent reconnu nos eaux, pour être des meilleures eaux ferrugineuses, il ne laisse pas que de se trouver aujourd'hui des personnes d'un sentiment opposé, qui en nient la qualité martiale, quoi qu'évidemment manifeste. On ne sçauroit malgré cela, se formaliser de leur opinion, par la raison, que dans toutes les épreuves qu'on en a fait, il n'a jamais été possible de tirer de nos eaux aucun principe ferrugineux, ce qui les à naturellement porté à croire, qu'elles étoient d'une qualité toute différente; mais ils ne sont pas les seuls, qui ont erré dans ce prétendu labirinthe; nombre de gens très-habiles, le laboratoire même Royal de Turin, qui en a fait l'analyse, n'ont pas eu plus de succès. C'est une chose vraiment singuliére & presque incroyable, qu'on ne puisse tirer de ces eaux aucune partie martiale, d'où peut donc venir que le fer, qui se précipite ordinairement dans toutes les eaux, ne peut se découvrir dans celles-ci? sans doute de ce que ce mineral n'est point dissout dans nos eaux, comme dans les autres fontaines martiales. Cet avis se trouve appuyé par celui de *Mr. Jean Lavatter, Sénateur de Zuric*, très-habile chimiste. Il est cependant aisé de démontrer ce principe ferrugineux dans nos eaux, par la terre rouge qu'elles déposent, avec laquelle on a fait nombre de très-belles expériences, qui en ont fourni la preuve moins équivoque, par exemple :

§. 38.

27me. Si l'on donne une préparation chimique à cette terre rouge, l'aimant en attirera plusieurs petites parcelles.

celles. 2dò. Un autre indice de ce principe martial, c'eſt la couleur rougeâtre que prennent les chemiſes de bains, & le jaune dont nos eaux taignent des coques d'œufs, que l'on y laiſſe tremper quelque tems.

§. 39.

28me. C'eſt la un fait que confirme encore l'expérience ſuivante: ayant pris deux onces de cette terre rouge, je la fis ſublimer avec autant de ſel ammoniac, puis ayant rectifié & réïtéré l'opération avec de la même terre fraiche, elle me donna 90. grains des plus belles fleurs de ſel ammoniac, rouges, & deux & demi dragmes d'eſprit.

§. 40.

29me. De toutes les expériences précédentes, il n'en eſt point qui démontre la préſence du fer dans nos eaux d'une manière plus inconteſtable, que celle-ci, dans la quelle je ſuis enfin parvenu à force de feu, de tirer un Regule ou un morceau de fer de cette terre rouge qui attiroit non ſeulement l'éguille de la bouſſole, mais l'aimant même en attira une grande quantité.

On a fait la même expérience dans

le laboratoire royal de Turin, ou nos eaux ont été formellement analyſées en xbre 1767. aux fraix de *Mr. le Comte de Challand.* Ce Seigneur, ayant été cette année là à nos eaux, en fit expédier quelques caiſſes dans ce but pour Turin, d'où il a bien voulu m'honorer d'une copie des opérations faites, que je crois devoir joindre à la fin de ce petit Traité.

§. 41.

30me. La calcination chimique fit perdre à cette terre ſa couleur naturelle rouge, en la faiſant devenir d'un eſpéce de pourpre, il en fut de même de ſon poids, qui fut reduit de 4. onces & 5. gros, à quoi je dois ajouter, que pendant la calcination, on appercevoit très-bien ſurtout dans l'obſcurité, pendant quelques momens une legére flamme bleuve, qui repandoit une odeur de ſoufre.

§. 42.

31me. Cette terre rouge, qu'elle ſoit calcinée ou non, fermente avec tous les acides, mais plus fortement avec l'eau régale. En ayant pris de la calcinée, elle me produiſit à l'aide du jus de citron, une très-belle teinture jaune, qui eſt un excellent remède contre les hémorragies,

le

le jus de citron se trouva avoir perdu à peu près toute son acidité.

§. 43.

Je crois avoir prouvé par les expériences rapportées, que nos excellentes eaux minerales, consistent *en premier lieu*, dans une portion assez considérable de matiére spiritueuse, volatile & subtile, concentrée par un miracle de la nature dans les entrailles de la terre, & qui empêche qu'elles ne se corrompent si aisément. *En second lieu*, dans une portion de sel calcaire, & d'un sel neutre. *En troisiéme*, dans une fine terre argilleuse, soluble. *En quatriéme*, dans une petite quantité d'un safran de Mars très-subtile & bitumineux. *En cinquiéme lieu*, enfin, dans une eau, extrêmement subtile & très-legére.

§. 44.

Mr. le Docteur Maurice Antoine Cappeller du grand Conseil de Lucerne, ayant fait les mêmes expériences, a daigné m'honorer de ses Idées sur nos eaux, qu'il croit contenir, plus de sel calcaire que de sel neutre, un peu de soufre ou de bitume volatilisé, & une legére solution d'une terre argilleuse, fort repanduë dans l'eau, & intimément liée avec un principe martial.

 §. 45.

§. 45.

Je ne puis paſſer ſous ſilence ce que rapporte *Simler*, (c) qu'Adam Clarinus Docteur en Médecine de Fribourg en Suiſſe, a crû que nos eaux, contenoient des parties de cuivre, de métal, & encore plus de celles d'or. Quoique Simler parle d'une terre rougeâtre qu'il compare au bol d'Armenie. Mr. le Docteur de Caſtello, Phyſicien du Pays de Valais eſt du même ſentiment, dans ſon Traité latin, *intitulé le Camarade de Bain* & traduit en allemand en 1647, où il ne dit autre choſe, ſi ce n'eſt que ces eaux, avoient à leur ſource une odeur de cuivre, & qu'elles charioient de la craïe rouge.

§. 46.

Mr. Erler Curé d'Altendorff, dans ſon Traité allemand, *intitulé le Samaritain ſpirituel*, imprimé en 1715. prétend pag. 5. que ces eaux ont un principe d'un mineral d'or, beaucoup de cuivre, & un peu de ſoufre, il avoit raiſon, quant à ce dernier; mais je ſuis étonné que ces hommes ſavants, les trois derniers ſurtout, n'ayent pas dit un mot du fer, qui ſe démontre cependant à l'œil, puiſque

(c) Déſcription du Valais pag. 145.

que toutes les montagnes qui environnent ces sources en sont noires, étant remplies de mines de fer.

§. 47.

Je ne puis imaginer non plus, comment Mssrs. Clarinus & Erler ont pû donner dans l'erreur de croire, que nos eaux charioient de la mine d'or & de cuivre, puisqu'il ne s'en est manifesté ni de l'un ni de l'autre dans aucune expérience: peut-être étoient-ils dans cette idée parcequ'elles donnent à l'argent une couleur d'or (*voyez* §. 25.) mais on se tromperoit en croyant que cette couleur est produite par un mineral d'or, elle ne vient uniquement que d'un principe subtil vitriolique, intimément uni à un bitume sulfureux & au safran de Mars. La preuve en est, que quand le Mars bitumineux, est separé des parties volatiles, l'eau n'est plus à même de donner la couleur d'or. Il est en outre à remarquer, que pour que l'argent prenne la couleur, il doit être placé de façon à être exposé à un grand courant d'eau, afin qu'un plus grand nombre de parties ferrugineuses puisse s'y attacher. Quant au principe de cuivre dont les mêmes Auteurs parlent, on n'a pû jusqu'ici le découvrir dans aucune des expériences faites, celles de Turin n'en indiquent point.

§. 48.

Supposé même que nos eaux paroissent tenir quelque principe de cuivre, il est prouvé incontestablement par des opérations chimiques que cela provient uniquement des parties volatiles acides, intimément unies avec des parties martiales. On n'a qu'à préparer, par exemple le sel de Mars de Mr. de la Riviere, qui n'est autre chose qu'une dissolution de Mars faite avec de l'acide de tartre, ce mélange a un gout si désagréable de cuivre, qu'on croit vraymment que c'est de ce métal.

§ 49.

A cette occasion, je dois toucher ici quelque chose de la source appellée *vomitive*, nom, que lui a sans doute procuré le préjugé commun, où l'on est, qu'elle a particuliérement la vertu de provoquer au vomissement. Je ne puis comprendre sur quoi une telle idée est fondée, puisque toutes les autres sources ont la même proprieté, ainsi que j'ai bien pû l'observer pendant 17. ans. Je crois au reste sans peine que cette source occasionne plus de vomissement que les autres, parce que le préjugé y attirant un

très-

très-grand concours de perſonnes, le nombre de celles-ci qui y portent des diſpoſitions à vomir doit être par là même plus grand, & en ce cas il n'eſt pas étonnant qu'elle produiſe chez de telles perſonnes cet effet, que les autres ſources auroient opéré de même, ainſi que je puis le prouver de la grande ſource, de la petite d'or, des deux ſources voiſines de celles en queſtion, & de toutes celles qui ſont autour des bains de guériſon, auſſi n'eſt il aucun Auteur, qui parle d'une ſource vomitive, ils diſent ſeulement que celle qui porte ce nom, a été la premiére decouverte & miſe en uſage, à cauſe de la ſureté que lui procuroit le voiſinage de la vieille tour qui ſe voit tout près. Pour plus de certitude, j'ai fait diverſes épreuves de ces eaux ſur moi même, dans des tems où je me ſentois une grande diſpoſition à vomir. J'en beuvois dans ce deſſein juſque 15. à 20. verres de demie chopine, ſans éprouver la moindre envie de vomir, mais une très forte ſuëur, tout comme ſi j'avois été quelques heures dans un bain de vapeurs; j'ai engagé pluſieurs perſonnes à faire la même expérience, elle a produit ſur elles un effet ſemblable, ce qu'elles peuvent encore atteſter. Il eſt donc certain, que l'effet attribué à cette ſource, n'eſt point dû à la vertu de ſes eaux, mais à la diſpoſition intérieure des perſonnes qui les boivent.

§. 50.

Ne me trouvant point pourvu d'une balance, propre à découvrir le dégré de peſanteur, ou de legéreté de nos eaux, voici la méthode, dont j'ai été obligé de me ſervir, un habile Phyſicien me l'avoit communiquée. Je pris un demi cercle de laiton très-propre, ſur lequel les dégrés étoient marqués très-exactement, je le fis appliquer à une piéce de bois, le côté plat en deſſous, & le rond au deſſus, j'y pendis un trébuchet à peſer l'or, fort exact, & pourvû d'une longue éguille, puis j'attachai aux deux extrêmités du balancier, avec du crin deux ducats parfaitement égaux & du même poids, non en travers, mais en long, afin qu'ils ne priſſent point de volume dans l'eau; après cela je me fis apporter de deux eaux différentes, mais en même quantité, je plaçai ſucceſſivement les deux vaſes ſous le trébuchet, & ayant fait déſcendre doucement les deux ducats dans l'eau des vaſes, en obſervant par l'éguille le plus exact équilibre, je vis à l'inſtant la différence du poids de ces eaux; car plus une eau contient de parties étherées & volatiles, plus elle

eſt

est legére, & plus on voit l'or s'y enfoncer, parce qu'il y trouve moins de résistence. Mais comme mon demi cercle n'avoit que 6. pouces de diamêtre, je ne pu pas faire mes expériences sur toutes les sources, manque d'un meilleur instrument, je m'en suis tenu à l'essai de la fontaine d'or, & de l'eau froide commune, qui se trouva de 13. dégrés plus pesante que celle de la premiére; par contre celle de la grande source, comparée aussi à celle-ci l'étoit au delà de toute la longueur du demi cercle. J'espere me procurer pour l'avenir une balance Hydrostatique avec laquelle je pourrai déterminer exactement la pesanteur reciproque de nos sources, je prie en attendant le lecteur de se contenter de ce que j'en dis pour le coup. Je n'ai au reste point trouvé que nos eaux gagnent, n'y perdent, par la distillation de leur poids, par contre l'évaporation, qui la prive de ses esprits, la rend beaucoup plus pesante, même que celle de la fontaine froide, qui est incomparable pour se raser.

J'indique ici les differens dégrés de chaleur des diverses sources rapportées, d'après l'examen que j'en ai fait, avec un thermométre de vif argent, de Mr. de Reaumur, où le dégré 80. marque la chaleur de l'eau bouillante.

La

La grande source sur la place	43	*Dégrés.*
L'eau du bain de Mssrs Werra	42	
L'eau du bain Zuriquois -	40	
La source d'or - - - -	40	*& demi*
Celle qui est dans le pré de Mssrs Preux - - -	37	*& demi*
Celle appellée vomitive - -	40	
Les deux voisines de celle-ci	40	
La plus grande près des bains de guérison - - -	42	
La seconde - - - -	41	
La troisiéme - - - -	40	*& demi*
Les eaux ramassées qui coulent dans les bains de guérison	35	
La source près de la Dale -	38	*& demi*
La seconde à gauche - -	39	
La source des chevaux - -	32	

Remarques sur le bain de guérison.

Selon le rapport de *Simler* dans sa Déscription latine des bains de Valais, page 145. il y a plus de 300. ans, qu'on avoit recours à ce bain comme ayant particuliérement la vertu d'opérer une bonne guérison, ce qui n'étoit point sans raisons; car encore aujourd'hui presque toutes les maladies cutanées, soit qu'elles proviennent d'une incommodité intérieure, soit qu'elles soyent l'effet des bains d'embas y sont toujours bien guéries. Proprieté que je trouve d'autant plus surprenante

nante, que les eaux de ce bain, autant que je m'y connois, font parfaitement femblables à celles des autres fources, de façon qu'il en faut, je crois, chercher la raifon, en ce que nos eaux, étants comme je crois fuffifamment prouvé, remplies de parties volatiles: il doit naturellement s'en évaporer beaucoup, quand elles repofent quelques tems dans les baignoires, ou bien lorsque le nombre des baigneurs excéde la proportion de l'eau, ils doivent en épuifer la vertu. Tout cela n'arrive point dans le bain de guérifon, la fource y fourniffant une nouvelle eau à mefure qu'elle s'écoule, ce qui procure aux baigneurs une eau toujours de même force, fans compter que le bâtiment étant fort petit, l'évaporation par conféquent en eft moins forte.

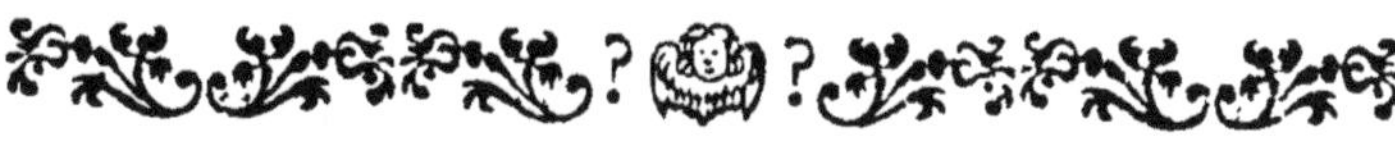

CHAPITRE QUATRIEME.

Qui préfente quelques Idées fur l'Origine de la chaleur de nos eaux minerales.

§. 51.

Après avoir recherché auffi exactement que poffible les proprietés & vertus excellentes de nos eaux, nous allons parler auffi de la chaleur étonnante qui leur eft eſt communiquée dans le ſein de la terre, ce dont nous tacherons de donner quelqu'idée au lecteur.

§. 52.

On ne doit pas s'attendre que nous préſentions comme un tableau à l'œil, l'effort interieur par lequel la nature fait jaillir des entrailles de la terre une eau ſi abondante & ſi chaude; il ſemble que Vulcain avec tout ſon cortége, eſt ſans ceſſe occupé à ſouffler, & ce qui eſt encore plus ſurprenant, c'eſt que les Cyclopes, ayent l'adreſſe, d'entretenir un feu ſouterrain ſi égal, que nos eaux conſervent conſtamment le même dégré d'une chaleur agréable à la bouche & inſupportable aux mains.

§. 53.

Quoique jusqu'ici aucun ſavant n'ait pû pénétrer dans les entrailles de la terre, pour y examiner la façon, dont un tel prodige s'y opére, & nous en inſtruire, on peut cependant ſe faire une idée de la choſe, la ſcience ayant été pouſſée aujourd'hui ſi loin, que les Phyſiciens & Naturaliſtes raiſonnent ſur différentes matiéres, plus délicates encore que celle-ci.

§. 54.

§. 54.

Il y a dans la nature des raiſons & des effets généraux, ſur lesquels on peut en quelque façon ſe fonder, pour démontrer phyſiquement une choſe en imitant méchaniquement la nature, & c'eſt de cette maniére qu'on peut faire voir, comment tel ou tel effet eſt produit.

§. 55.

Une perſonne qui aura quelqu'idée des phénoménes que la chimie nous préſente tous les jours, concevra ſans un grand étonnement, comment ces feux ſouterrains s'alument dans le ſein de la terre, en ſe figurant pluſieurs corps d'une qualité oppoſée qui s'entrechoquant s'enflamment à l'inſtant. Prenez par exemple un acide quelconque, mêlez le avec un ſel alcali, ce mêlange dont chaque partie étoit froide deviendra à l'inſtant chaud & bouillant. Si l'on prend une certaine doſe d'huile de thérébenthine, d'eſprit de nitre rectifié, & d'huile de vitriol, ce mêlange entrera dabord en efferveſcence, & s'enflammera.

§. 56.

Nous avons un autre preuve évidente, qui nous fait connoitre plus clairement cette

cette effervescence souterraine, dans le mélange fait à parties égales de limaille de fer & de soufre pilé, si vous le mettez dans un vase au grand air, vous verrez avec surprise ces matiéres devenir chaudes, & parvenir en y versant de l'eau à un tel dégré de chaleur qu'on en voit sortir de la fumée, & souvent même une vraye flamme (de)

§ 57.

Si l'on met de ces deux matiéres humectées avec un peu d'eau dans un vase commode pour cela & bien bouché, & qu'on place ce vase à une profondeur de 8. ou 10. pouces, dans une terre un peu grasse, dont on remplira bien le trou tout au tour, cette matiére ainsi renfermée s'échauffera tellement & rarefiera si fort l'air qui l'environne qu'elle produira l'effet d'un legér tremblement de terre: or si une eau froide couloit à travers cette matiére, elle y deviendroit certainement bien chaude, & en prendroit par cette fermentation la quintessence.

§. 58.

Que peut on voir encore de plus étonnant

(de) Supplement aux œuvres de Fréd. Hoffman. Tom. II. page 228. Elements de Chimie de Boërhaave. page 79.

étonnant que l'effet produit par l'eau jettée ſur de la chaux vive? Soudain l'on en voit ſortir avec bruit une fumée chaude & une forte vapeur, tout comme ſi la chaux bouilliſſoit ſur un grand feu, cependant & l'eau & la chaux étoient tranquilles avant qu'on les réünit.

§. 59.

Plus une eau coule dans le ſein de la terre (g) près des matiéres ſulfureuſes, ou martiales, ou près de la pierre à feu, plus elle ſe trouve concentrée avec ces mêmes principes, par une action & réaction intérieure, & plus elle s'échauffe, par ce que les parties ignées volatiles élevées par cette efferveſcence ſe mêlent avec celles des ſalines & terreſtres, en ſorte que les eaux entrainent facilement quelque choſe des matiéres qu'elles rencontrent, par quelque canal qu'elles paſſent. Ce qui m'engage auſſi de croire que ces eaux, tout comme celle qu'on verſe ſur de la chaux vive, acquiérent par une fermentation inteſtine la proprieté de dépoſer par tout ou elles paſſent quelque choſe de leur eſſence, comme cela ſe voit dans les tuyaux & ſur les pierres qu'elle touchent, mêmes aux endroits, où la ſimple vapeur s'attache.

(g) Hoffmann même page.

§. 60.

L'on m'objectera peut-être qu'il faut qu'il y ait une disposition intérieure toute différente de celle que paroissent indiquer les expériences que je viens de rapporter ; puisque les effets que l'on voit dans ces expériences ne durent qu'un tems, après quoi, tout est tranquille au lieu que nos eaux minerales coulent sans cesse, sans perdre quoique ce soit de leur substance, en sorte que l'on peut dire avec raison, que la nature y remet continuellement & repare ainsi ses pertes. Mais bien loin que ce-ci renverse notre Sistéme comme on pourroit mal à propos l'imaginer, il ne fait que le confirmer, ainsi que je puis le prouver par nombre d'événemens naturels, que l'on voit tous les jours : les glacieres, par exemp. perdent beaucoup de leur substance pendant la chaleur de l'Eté & diminüent considérablement, mais cette perte se répare réguliérement tous les hyvers. La Mer perd aussi un grand volume de ses eaux, par les vents & les vapeurs que le soleil éléve, mais cela lui est rendu, par un grand nombre de fleuves qui s'y jettent de tous côtés. Pourquoi la même chose ne pourroit-elle pas arriver à nos eaux, de quelque maniére soit directe soit indirecte ? Ne les voit-on pas entrainer

continuelle-

continuellement une immenſité de parties minerales qu'elles s'approprient dans le ſein de la terre, & cela avec une telle égalité, qu'une ſeule livre d'eau produit encore aujourd'hui tout comme il y a 17. ans, 18. grains de parties ſolides? Or ſi l'on pouvoit ramaſſer ſeulement pendant un mois les eaux de la grande ſource, qui ſeroit aſſez abondante pour faire mouvoir un moulin, & qu'on put les faire évaporer, combien de quintaux de matiére minerale ne retireroit-on pas? Cependant on ne s'appercoit point de la diminution que les montagnes doivent avoir ſouffert intérieurement depuis tant de ſiécles, & qui devroit néceſſairement en avoir épuiſé depuis longtems tous les mineraux, ces choſes paroiſſent encore aujourd'hui dans le même état, ou elles ſe trouvoient lors de la découverte de ces ſources. Il reſte donc vrai que la nature y remet continuellement, en raiſon de ce qui s'en entraine.

Il ſeroit difficile à prouver, comment les parties entrainées par nos eaux ſont reproduites, à moins de ſuppoſer qu'il arrive dans le régne mineral, la même choſe que dans le végétal. Ne ſe pourroit-il point que nos eaux, ſemblables en cela au bois qui ſert de nourriture au feu, produiſiſſent ici le même effet en coulant continuellement de la glaciere voiſine à travers les fentes des rochers & des montagnes, ſur les matiéres minerales, qu'elles renferment dans leur ſein? Sur eſt il, que rien ne produit une inflammation plus promte dans les mineraux ſouterrains que l'eau, ainſi qu'on en trouve une preuve dans le Véſuve & les autres fameux Volcans, qu'on ne voit jamais plus irrités qu'après de grandes & fortes pluies, ou lorſque la mer eſt aſſez haute, pour que ſes eaux puiſſent pénétrer par les pores, & des canaux ſouterrains juſqu'au pied de ces montagnes, alors les eaux atteignant les matiéres minerales qui s'y trouvent, y produiſent cette efferveſcence, que l'on voit bientôt ſuivie de flammes. La chaleur donc de nos eaux minerales eſt l'effet d'une efferveſcence occaſionnée par des eaux qui coulant continuellement des glacieres ſur une Mine de terre griſe argilleuſe, l'attaquent, la diſſolvent, la mettent en fermentation & l'entrainent avec les autres principes qu'elles s'approprient dans le ſein de la terre.

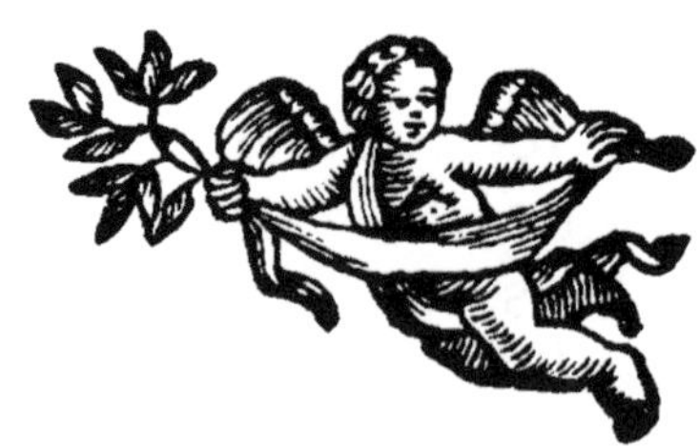

SECON-

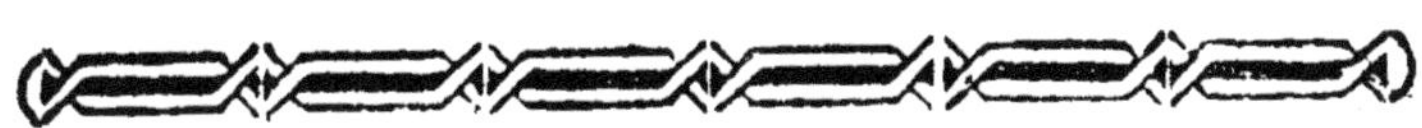

Seconde Partie,

CHAPITRE CINQUIEME.

Maniére de se baigner avec succès.

§. 61.

IL faut la plus grande habilité pour conseiller à tous ceux qui fréquentent nos Bains la maniére de se baigner la plus avantageuse à un chacun, parce que la plus part des personnes qui se proposent de faire cette Cure, y apportent un sistéme & des régles particuliéres, de sorte que ce que j'ai a dire à cet égard, pourroit très bien ne pas être du goût de ceux qui ont fait déja plusieurs fois usage de nos eaux, & qui se croyent autorisés par là à préscrire aux autres certaines régles générales conformes à leurs idées, qu'elles soyent raisonnables ou non, sans penser qu'une chose qui a été très salutaire à l'un, peut être très nuisible à un autre. Beaucoup se baignent au hazard, d'autres se croyant pourvû d'assez de connoissances pour se bien diriger la dessus, ne suivent d'autre guide qu'une fantaisie, le plus souvent mal instruite, sur ce qui leur seroit avantageux.

§. 62.

§. 62.

Il en est par contre, qui viennent se jetter dans nos eaux sans avoir premiérement purifié leurs corps par des remédes convenables, des matiéres péccantes, qui y sont renfermées, ce qui est cependant d'une nécessité absolue, ainsi que je vais le démontrer.

§. 63.

Quiconque veut se baigner de façon à esperer de sa Cure un heureux succès, doit sçavoir, que l'effet principal de nos eaux consiste à pousser toutes les parties hétérogénes & impures de l'interieur du corps à la surface de la peau. Pour favoriser & obtenir un effet si salutaire, il faut 1. chosir une saison favorable. 2. On ne doit point s'aller jetter en arrivant dans l'eau, étant beaucoup plus à propos de se reposer au moins un jour des fatigues du voyage. 3. On doit se préparer à prendre les Bains en diminuant la trop grande abondance de sang, & en se purgeant & purifiant l'intérieur du corps, de façon que les eaux ne rencontrent pas d'obstacles dans leurs opérations. 4. Cela fait, on pourra consulter le Médecin des Bains, qui indiquera à chacun selon sa constitution & la nature de ses incommodités, la maniére la plus avantageuse

de

de se baigner. 5. Le jour que l'on se sera purgé, l'on pourra si on le souhaite commencer par se baigner à 3. ou 4. heures de l'après midi environ demi heure,

Puis le jour suivant			-	1. *heure.*
Le second	-	-	-	2.
Le troisiéme	-	-	-	3.
Le quatriéme		-	-	4.
Le cinquiéme	-	-	-	5.
Le sixiéme	-	-	-	6. *heures.*

Et ainsi de suite en augmentant dans la même proportion tous les jours, jusqu'à ce qu'on soit parvenu à 7. ou 8. heures par jour, suivant que l'état, la complexion, l'âge ou la maladie le permettent. 6. Lorsqu'on est parvenu au plus haut période, on y restera pour une Cure ordinaire 8. jours, & même s'il ne survient pas d'accidens, on ne court aucun risque de pousser suivant les circonstances ces 8. jours jusqu'à 14. 7. Ce tems là écoulé, il faut dans la même proportion observée en commençant, diminuer chaque jour, demi heure le matin, & autant le soir; ensuite au 4 ou 5me jour du declin, l'on doit prendre un purgatif, & il sera très bien de finir sa Cure par en prendre un second, qui achevera d'entraîner les matiéres que les eaux auront détaché. 8. L'ébullition ou l'éruption cutanée, que nos eaux procurent aux baigneurs, se manifeste plutôt ou plus tard, selon la disposition intérieure des personnes, le plus ou moins de délicatesse de leur peau & selon que le tems par sa température y contribuë plus ou moins, & à cet égard, on doit être fort sur ses gardes, avoir en particulier grand soin lorsqu'on sort du bain, de s'essuyer ou faire essuyer incessamment le corps, avec des linges chauds, puis de s'envelopper d'un bon habit d'hyver, ou si possible d'une bonne pélisse, afin que l'air froid qui pénétre nos corps, n'arrête pas le bon effet que le bain auroit opéré. Car si par inattention, les humeurs acres, disposées à être expulsées par l'ébullition, rentroient dans l'intérieur, l'on s'en trouveroit très-mal, & c'est qui n'arrive que de trop souvent, dans nos bains.

§. 64.

Dès que l'on se sera bien enveloppé de la tête aux pieds, l'on se pressera de se rendre dans la chambre, & ensuite dans son lit, que l'on aura eu soin de faire bien échauffer, afin d'entretenir encore une heure, la suëur que le bain aura occasionné: l'on pourra après cela, s'habiller comme en hyver, & faire une promenade si le tems est favorable; dans le

cas

cas contraire, l'on devra se tenir au chaud dans sa chambre, pour entretenir & favoriser l'ébullition, comme étant tout ce qui peut arriver aux baigneurs de plus salutaire. En se conduisant ainsi, on ne doit naturellement pas craindre de rencontrer des obstacles à sa guérison, à moins que ce ne soit quelque cas, qui cache anguille sous roche. Je dois encore ajouter à ce-ci, qu'on ne sauroit trop éviter, surtout pendant l'ébullition, l'air froid du matin & du soir, attention qui peut influër pour beaucoup, sur le plus ou moins de succès de votre Cure.

§. 65.

Une autre observation qu'il est à propos de faire, c'est que l'heure du matin à la prendre dès les quatre heures est la meilleure pour se baigner avec succès, parceque l'éstomac étant alors vuide, tout le corps se trouve par là dans une meilleure disposition. Il se trouve, il est vrai des personnes, d'une complexion si délicate, qu'elles sont dans l'impossibilité, de soutenir sans inconvenient une telle cure, quant à celles-ci, elles doivent consulter le Médecin, & se diriger suivant les conseils ou suivant leurs petites forces.

§. 66.

Mais comme cette façon de ſe baigner le matin, pourroit éprouver trop, ſurtout dans le tems du plus haut période, il faut faire bien attention que le bain ne ſoit pas trop chaud, mais autant que poſſible temperé; car il eſt plus prudent de prolonger de quelque tems ſa cure, que de s'expoſer mal à propos à être bouilli dans un bain trop chaud, pour chercher à l'accélérer. Enſuite l'on fera très-bien, & cette précaution eſt même néceſſaire chez quelques perſonnes, pour prévenir une défaillance, de prendre quelque choſe dans le bain où dès qu'on en eſt ſorti dans ſon lit, par exemple un bon bouillon, un peu de vin chaud, un petit verre de vin, avec une tranche de pain roti, aſſaiſonné de ſucre & de canelle, un gobelet de chocolat, du thée avec du lait, ou même ſi l'état de la perſonne le permet du bon caffé avec de la crême.

§. 67.

Un événement aſſez intereſſant qui ſurvient dans la cure, c'eſt la ſoif qui incommode aſſez, pendant 7. 8. ou 9. jours, du commencement & plus haut période de la baignée, & quelque fois même pendant tout le tems, qu'elle dure, on on peut y remédier avec une légére tisane, avec du thée, ou de l'eau battuë avec un peu de vin; si l'altération devenoit bien forte, chez des personnes d'un tempérament billieux, de la limonade produiroit en ce cas un très-bon effet, en prenant cependant la précaution de ne pas la boire froide.

§. 68.

Dans le bain, l'on doit chercher à se recréer, par quelque conversation, agréable, ou par quelques jeux amusants, & même hors du bain, il n'est rien qui contribuë aussi éfficacement, au bon succès d'une cure, que la recréation. La Musique a aussi un grand nombre de partisans, particuliérement chez le beau sexe, sur qui les accords mélodieux des instruments ont tant d'influence par la délicatesse & la liaison intime qu'ont les nerfs de l'ouïe avec tous les autres répandus dans le corps, ce qui contribuë beaucoup à la gaïeté & au contentement de l'esprit pendant la cure. (h)

§ 69.

Je crois devoir avertir derechef les bai-

(h) Voyez la gazette salutaire de 1761. Numero XII.

Baigneurs, de ne s'arrêter le soir sur la place, exposés au serein, ou à l'air froid: ils doivent chercher à se réunïr pour passer ce tems en compagnie dans une bonne chambre. Cette précaution est d'autant plus nécessaire, que les bains se trouvant placés tout près des neiges & des glacieres, ce voisinage y rend l'air du matin & du soir très-froid: dailleurs la température change très-souvent, d'une extremité à l'autre, & ces variations subites du chaud au froid, ont une très-grande influence sur les corps.

§. 70.

Tout ce que je viens de dire, regarde principalement les personnes, qui ne sont appellées à nos bains que par de legéres incommodités: quant aux autres, qui sont affligés d'accidents graves, qui ont par exemple, des obstructions inveterées, ils feroient mieux de se préparer à cette cure chez eux, avant que de venir aux bains, & de consulter le Médecin du pays, qui connoit particuliérement toutes les vertus & proprietés des eaux, & que ses connoissances sur cet objet mettent à même, de corriger les abus dangereux qui se sont glissés, dans une méthode bâtie sur tant de sistémes.

§. 71.

§. 71.

Il eſt en outre à remarquer qu'il peut ſurvenir divers accidents imprevus aux Baigneurs, quelques ſoins & quelqu'exactitude qu'ils apportent à leur Cure ; l'on voit par exemple quelques fois des humeurs figées, tout à coup diſſoutes par un promt effet des eaux, ſe jetter dans le ſang & cauſer par là tantót des fievres ardentes, tantôt des tumeurs ou des abcès. Accidents dont j'ai eu occaſion de voir chaque année nombre d'exemples pendant le tems que j'ai fréquenté nos Bains.

§. 72.

Ceux qui penſent à ſe faire *ventouſer* pendant la cure, ou qui ſont accoutumés à cette opération, très-efficace dans le cas d'une lymphe viciée & acre, ne doivent pas le faire dans le tems de l'ébullition, mais ſeulement deux ou trois jours après qu'elle aura ceſſé, & à la fin de la cure, quoique j'aye eu occaſion de remarquer, que l'application des ventouſes, avoit avancé chez quelques perſonnes, l'éruption cutanée.

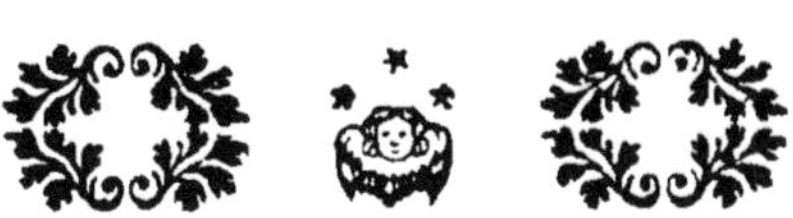

CHAPI-

CHAPITRE SIXIEME.

Maniére de se conduire après la cure des bains.

§. 73.

LA Cure étant enfin duëment terminée; & le corps bien purifié, je dois avertir les baigneurs, qu'il ne suffit point pour une bonne cure, d'avoir observé & rempli exactement, ce à quoi chacun étoit tenu, pendant le tems qu'il se baignoit, suivant les diverses circonstances, mais qu'un usage prudent de ces eaux exige, que l'on se ménage & que l'on suive le même plan de vie, pendant au moins trois semaines ensuite, pour pouvoir esperer quelqu'heureux effet de sa cure.

§ 74.

L'on doit dans ce bût, après tout comme pendant la cure, chercher de mettre son esprit dans une assiete tranquille, à l'abri des soucis, des inquiétudes, des pensées sombres, de la tristesse, de la colére & de l'impatience. Il faut l'animer par la gayeté, par des assemblées agréables, par la compagnie de bons amis, enfin par tous les amusemens qu'une vie innocente permet.

§. 75.

§ 75.

Il faut éviter avec ſoin toute boiſſon & nourriture nuiſibles ſur tout celles qui ſont trop humides ou raffraichantes, l'on doit encore éviter de même l'humidité, la pluye, la roſée, & tout voyage un peu long ſur l'eau, & tacher de ſe conſerver le ventre libre. Et comme il arrive ſouvent après la cure, qu'elle laiſſe une enflure aux pieds, il faudra enſorte, le plutót que l'on pourra la diſſiper, par quelque reméde doux & apéritif. Ce que j'ai dit juſqu'à préſent des grandes perſonnes, doit s'entendre également des enfans, qu'ils convient auſſi de tenir chaudement au ſec, & proprement dans leurs linges & habits, en évitant de leur donner des choſes aigres, du fromage, de la viande ſalée, ou du pain trop fraix, tout comme on le fait pour de grandes perſonnes.

§. 76.

Il me reſte, pour finir ce Chapitre, à dire un mot de la *Douche*, reméde éprouvé & trés-efficace dans bien des cas, ainſi qu'on peut s'en convaincre, dans un petit traité ſur les bains d'Aix, *de François Blondel*, célébre Médecin, qui faiſoit le plus grand cas, de cet excellent reméde, auquel il étoit en partie redevable

vable de ſa réputation, ayant opéré par ce moyen nombre de cures ſurprenantes, qui lui ont fait beaucoup d'honneur; il eſt démontré par l'expérience, que la *Douche* d'eau commune, à une grande vertu réſolutive, quand on l'a fait agir avec force ſur une ſeule partie. La péſanteur de l'eau chaude, & ſa chute d'en haut, renouvelle ou ranime chaque inſtant les eſprits vitaux dans la partie malade. Dans les tumeurs opiniâtres, par exemple dans des obſtructions invétérées, & des douleurs de membres, elle pénétre juſqu'à la ſource du mal. J'établirai en ſon lieu, que par le moyen de ce reméde, on peut donner du mouvement à ce qui eſt fixé, & amolir ce qui eſt durci; des expériences chimiques, nous ayant ſuffiſamment démontré, qu'au moyen de l'eau chaude, & de ſa vapeur renfermée, les os les plus durs, & la corne des animaux, s'amolliſſent & deviennent en conſiſtance de cire, pourquoi ne ſeroit-il pas poſſible de dégager, de petits vaiſſeaux obſtrués ſous la peau, & de ramollir par ce moyen, les parties qui pourroient s'être durcies dans nos corps. Quant à la maniére d'uſer de ce reméde, & de pourvoir à chaque eſpéce de maladie, c'eſt la un art, connuë des Médecins, & de leur reſſort.

CHAPI-

CHAPITRE SEPTIEME.

Abus & fautes, que les Baigneurs commettent ordinairement.

§. 77.

LE commun proverbe dit : *trop, & trop peu, gâte le jeu.* Quelque précieux, quelque ſpécifique que ſoit un remède, ſi on ne s'en ſert pas à propos, il ne produira jamais un bon effet, mais très-ſouvent le contraire. En ſorte que l'on doit obſerver dans l'uſage d'un tel remède certaines doſes, certaines meſures, certaines règles, ſi l'on veut en eſpérer un bon ſuccès. On ſe perſuadera dès là aiſément, que plus un remède eſt actif, & plus on doit en uſer avec précaution & prudence. C'eſt là le cas de nos eaux minerales, qui ſont un don de Dieu par excellence; on peut attendre les effets les plus ſalutaires de leurs propriétés & de leurs vertus admirables, ſi l'on ſçait en uſer avec circonſpection ; mais comme il arrive très ſouvent, que le plus grand nombre des Baigneurs néglige ces précautions quoique néceſſaires, il n'eſt dès là pas étonnant, ſi on éprouve auſſi ſouvent de mauvais effets d'une Cure faite au hazard & ſans une bonne direction. Il eſt d'autres

tres personnes, sur qui la Cure, quoique faite dans la régle la plus stricte, n'a pas un succès heureux : on doit attribuer cela au peu de réflexions qu'elles ont fait sur des incommodités souvent compliquées, qui auroient éxigé, suivant l'état des choses, qu'on abrégeat ou prolongeat le tems, & qu'on suivit une méthode différente.

§. 78.

L'on m'objectera peut-être, que ce n'est point l'usage de se baigner au de là de trois semaines, qui suffisent pour faire une Cure complette ; cela est vrai, car plus l'incommodité est légére, & plus vîte la Cure est faite. Mais il est à propos de sçavoir, que toutes les maladies ne se plient pas sous cette loi, & que l'on ne peut par conséquent pas toujours se flatter, qu'une Cure de trois semaines soit complette, sur tout lorsqu'il s'agit d'un cas grave. Je suppose par exemple deux personnes, l'une attaquée d'un Rûmatisme invetéré, l'autre affectée d'obstructions opiniâtres, croit-on que trois semaines suffisent pour opérer la guérison de tels malades, & que la nature de leurs maux n'éxige pas une Cure plus longue, qu'une simple galle, ou quelqu'autre pareille légére incommodité extérieure?

L'espace

L'espace de 3. semaines trop court dans le premiér cas, est trop long, & même inutile pour le second; car j'ai vû plusieures cures bien terminées avant les 21. jours, & même quelques unes dans 14. sur tout lorsque l'éruption se fait bien & vîte, & qu'elle se retire de même: en quel cas un malade se trouve soulagé en peu de jours.

§. 79.

Il est des personnes, qui se supposant assez de connoissances, pour diriger leur cure, s'imaginent qu'elles peuvent également se baigner, quel que soit leur état & leur maladie: si par hazard la cure, quoique mal dirigée, réussit, comme cela peut arriver quelques fois, ils ne manquent pas d'en faire honneur à leur savoir faire: si le contraire arrive, il en rejettent la faute sur les eaux, ils se plaignent qu'elles ne valent rien cette année là, qu'elles n'ont point la même vertu que d'autres Etés; & cependant elles sont toujours les mêmes, quoique je doive avoüer en même tems, avoir vû nos eaux opérer dans certaines années, des cures plus heureuses, que dans d'autres, ce que l'on ne doit point attribüer à quelque variation, survenuë dans les proprietés de nos eaux minerales, mais uniquement au plus ou moins de chaleur de l'Eté, ce qui est au reste très-naturel, parceque les bains se trouvants placés dans une situation assez élevée, & étants presque de tous côtés entourés de hautes montagnes, dont quelques unes sont couvertes de neiges & de glaces éternelles: dès qu'il y pleut tant soit peu, l'air y devient froid, & si la pluie dure quelque tems, il n'est point étonnant, qu'une cure qui auroit dailleurs été bonne, en soit derangée ou tout au moins retardée, vu que les pores de la peau, sont tellement ouverts par les fréquens bains, qu'elle est assez semblable à un éponge. S'il survient alors un air adstringent & froid, qui trouve nos corps dans une disposition semblable, il ne manquera pas de déranger considerablement, ou même si l'on n'y prend garde, d'arrêter totalement la transpiration, dont l'effet est si salutaire. C'est ce qui se voit tous les jours, dans les personnes qui sont poussées, quelques soins qu'elles ayent de se tenir chaudement, & de se préserver de l'air froid, il ne laissent pas malgré leur attention, de retarder le cours de l'ébullition pour quelque tems, & même souvent de la faire entiérement disparoître.

§. 80.

§. 80.

Malgré cela, quelque défavorable puiſſe être le tems pour une cure, il eſt cependant poſſible d'en faire une ſatisfaiſante & heureuſe, ſi l'on a ſoin de prendre une bonne direction, & d'obſerver avec une attention ſcrupuleuſe l'effet des eaux, qui doit ſur tout nous ſervir de guide dans cette opération.

§. 81.

Quelqu'indiſpenſables que ſoyent les préliminaires, que je viens d'établir, il eſt cependant des perſonnes qui ſe conduiſent d'une façon directement oppoſée, en terminant leur Cure préciſément lorsqu'ils dévroient la continuer, comme je vais l'expliquer par un exemple : je ſuppoſe une perſonne faiſant la Cure des bains, pour un mal fort enraciné, elle ne trouve aucun ſoulagement la ſeconde ny la troiſiéme ſemaine, quelques fois même le mal empire ; ce qui provient de ce que l'eau ne commence à travailler qu'au bout de quelques ſemaines, & que ce n'eſt qu'alors, qu'elle parvient à amollir & reſoudre ce qui occaſionne le mal dans le corps du Malade, par ce que l'eſpace de trois ſemaines n'a pas été ſuffiſant pour mettre en mouvement les matiéres durcies & fixées. Dans des circonſtances auſſi critiques, il faut être extrêmement sur ses gardes, pour ne pas interrompre sa Cure, jusqu'à ce qu'elle soit parfaite, & qu'elle ait entiérement expulsé du corps toutes les matiéres morbifiques, qui avoient été mises en mouvement.

§. 82.

Outre cela, il est à propos de remarquer, que nos eaux animent & mettent en mouvement tout ce qui peut se trouver d'impur & d'éterogene dans nos corps, que cela cause quelque sensation ou non; tout comme le soleil en dardant ses rayons dans une chambre, y fait appercevoir beaucoup d'atomes, auparavant imperceptibles à l'œil le plus perçant. De même nos eaux trouveront en très peu de tems le moyen par leurs vertus surprenantes, de déveloper & expulser quelque principe intérieur caché dans un corps, qu'on auroit crû bien sain & bien purifié, c'est ce que je serois à même de démontrer par une quantité d'exemples.

§. 83.

Je dois enfin avertir, que tout ce que le Bain occasionne & produit, le même Bain l'emporte & le guérit, de sorte que quiconque fait cette Cure, ne doit point être en peine, si peut être les eaux lui découvroient quelqes principes cachés & inattendus.

CHAPI-

CHAPITRE HUITIEME.

Maniére de boire les Eaux.

§. 84.

LA bonté infinie du Créateur, qui fait jaillir du ſein de la terre ces eaux incomparables, ne s'eſt point bornée à leur donner des qualités très efficaces, pour guérir les maladies externes par le moyen du Bain, mais il nous offre encore dans ces eaux que l'on peut boire, un remède ſpécifique pour un grand nombre de maladies internes. C'eſt avec bien de la raiſon qu'on les enviſage, comme un excellent remède, eû égard à leurs qualités admirables, qui s'annoncent 1. par une limpidité criſtaline. 2. par le dégré de leur chaleur, qui eſt agréable à la bouche & inſupportable aux mains. 3. en ce qu'on peut les boire ſans le moindre dégoût, ce qui n'eſt pas ordinaire aux eaux chaudes. 4. enfin par leur grande légéreté, qui les fait pénétrer dans toutes les parties du corps, même dans les plus petits vaiſſeaux capillaires.

§. 85.

La maniére irreguliére de boire ces eaux, préſente derechef un grand nombre d'abus à redresser; car il est très-peu de personnes, qui fassent cette cure avec un certain jugement & avec modération requise. Mais comme il n'est possible, de s'attacher à cet égard, à une régle générale, ni de préscrire à chacun en particulier la quantité qui pourroit lui convenir, toute personne qui veut boire ces eaux, doit se consulter lui même, & s'il n'est pas à même de se diriger, demander l'avis de quelqu'un, qui en connoisse bien les proprietés, & qui ne manquera pas de lui indiquer la façon la plus avantageuse d'en faire usage.

§. 86.

Dès qu'on aura fait un examen approfondi de sa constitution, de la nature & des causes de son indisposition, l'on pourra commencer par boire un bon verre, & continuer dès le premiér jour, jusqu'à 5. ou même jusqu'à 10. verres, avec la précaution de laisser un quart, ou une demie heure d'intervalle entre chacun, afin qu'ils ne causent pas des vertiges, qu'on se procure quelques fois en se hâtant trop de boire. On pourra le second jour, augmenter la dose d'un couple de verres, puis on prendra un laxatif le trois-ou quatriéme jour, époque la plus favorable pour celà, parceque

les

les humeurs se trouvant dégagées par l'effet des eaux, pourront étre mieux évacuées. L'on pourra ensuite continuer, en augmentant chaque jour la dose, & en poussant jusqu'à 15. ou 20. verres, & même au delà, si les eaux passent bien: quand on sera parvenu au plus haut période, on y restera quelque tems, ensuite l'on diminuera tous les jours le nombre de verres comme on l'avoit commencé, & l'on terminera la cure en prenant un second laxatif.

§. 87.

Il est absolument nécessaire que les personnes d'un tempéramment délicat & sensible, sachent se conduire d'une façon proportionée à leur foible constitution. Elles doivent commencer leur cure avec précaution, & par dégrés, boire les eaux avec modération, pour éviter qu'elles ne leur soyent plus nuisibles qu'avantageuses; l'expérience journaliére faisant voir, que deux ou trois verres faisoient sur quelques personnes autant d'effet qu'un pot sur d'autres.

§. 88.

L'on peut boire avec le plus grand succès, un peu de lait de chévres coupé avec nos eaux, parceque ces animaux, que l'on fait paître dans les rochers escarpés des environs, n'y trouvant à brouter que des meilleures herbes aromatiques & vulneraires, il est incroyable combien cette nourriture rend leur lait balsamique. On en boit, en plus ou moins grande quantité, suivant que l'état & les circonstances l'exigent, même pendant que l'on fait la cure des bains, avec beaucoup d'avantage. Il est en particulier très salutaire, pour corriger un sang scorbutique, acre & salé, il produit de même, d'excellents effets, dans les différentes incommodités de la poitrine, comme sont l'oppression, les toux chroniques, l'enrouëment, aussi bien que dans des cas de phtisie ou de consomption. Ce lait convient parfaitement avec nos eaux, à cause de cet Alcali pur, qui y prédomine, comme nous l'avons dit précédement, & qui nous fournit la raison, pour laquelle ce lait mêlé avec nos eaux peut être exposé à la plus grande chaleur de l'Eté, & la soutenir pendant 56. heures, sans se trancher ni se coaguler.

§. 89.

Bien des personnes boivent nos eaux sans mésure, sans régle, & par là même sans jugement: j'en ai vû, par exemple un grand nombre, qui en sabloient un verre

verre après l'autre, & qui ne cessoient, que lorsqu'ils sentoient en quelque façon l'eau avec le doigt; cette maniére de boire, n'est certainement pas la bonne, & l'on ne doit pas en attendre un bon effet. Car il est certain, que le poids de l'eau la pressant de sortir du corps, on doit par conséquent la rendre en très-peu de tems, dans l'espace de quelques minutes, telle à peu près qu'on l'avoit bu; l'on prétend à la vérité que c'est un très-grand avantage, quand les eaux passent vîte, mais si cela est ainsi, quel effet peuvent elles produire dans nos corps, lorsqu'elles y restent à peine quelques minutes?

§. 90.

En général ceux qui boivent chaque matin une quantité d'eau proportionnée à leur tempérammment, & qui lui donnent le tems de séjourner suffisamment dans le corps, font la meilleure cure; Parceque l'eau au moyen de ce petit séjour, peut se répandre dans toute la masse du sang, & pénétrer dans ses plus petits vaisseaux, ce qui n'arrive sûrement pas, quand on en boit avec précipitation une trop grande quantité, qui la fait rendre, telle qu'on l'avoit bu, l'instant d'après. A tous ces égards, la prudence exige, qu'on boive ces eaux par dégrés

&

& d'une maniére convenable, pour éviter 1. Que l'éstomac n'en soit trop chargé, & que les fibres n'en soyent pas trop relachées. 2. Qu'une certaine quantité des eaux en séjournant dans l'éstomac, n'occasionne des vapeurs, des tournements de tête ou des vertiges. Ces accidens arrivent principalement par défaut d'une transpiration nécessaire, qu'un tems pluvieux & froid a dérangé ou arrêté.

§. 91.

Dès que j'avois occasion de remarquer quelques cas pareils, & de m'appercevoir que les eaux avoient de la peine a passer, surtout chez des personnes délicates, je leur faisois boire les eaux au lit. l'expérience m'ayant convaincu que cette méthode produisoit les plus excellents effets: la chaleur douce & naturelle que le lit procure, faisant pénétrer les eaux dans toutes les parties du corps, où elles se divisent, & produisent tout ce qu'on peut en attendre d'heureux effets. Par cette raison une personne qui boit les eaux, ne doit pas avoir moins d'attention, à tenir toujours le corps chaudement, que celle qui fait la cure des bains. Elle doit outre cela, observer pendant toute sa cure une diette exacte, en évitant les nourritures, qui pourroient

lui

lui nuire, & se bornant surtout pour le souper à des viandes légéres soit bouillies, soit roties, pour que l'éstomac ne soit par surchargé & l'effet des eaux suspendu. Un verre de bon vin vieux convient aussi parfaitement à un buveur d'eau, peu importe que ce soit du blanc ou du rouge, pourvû qu'il soit bon : cela est nécessaire pour soutenir à fortifier l'éstomac extrémement épuisé & lavé par les eaux buës toute la matinée, qui font qu'on a peine, a attendre 11. heures pour diner, malgré le bouillon qu'on prend ordinairement le matin pour déjeûner.

§. 92.

Pour ce qui regarde le tems , que cette cure éxige, cela varie tout comme dans celle des bains, suivant l'état des choses, chacun devant à cet égard se diriger selon les diverses circonstances. En général j'ai toujours vû les cures douces & un peu longues opérer les meilleurs effets, & particuliérement sur les personnes remplies d'obstructions , qui ont soin d'aider encore aux eaux par des remédes convenables dont l'effet réuni opére les cures les plus surprenantes.

§. 93.

Il est aussi, je crois, nécessaire d'avertir,

tir, que le ſel dont on ſe ſert ordinairement pour ſe purger avant la cure, ne produit pas toujours les meilleurs effets, n'ayant pas aſſez de vertu pour évacuer ſuffiſamment chez un nombre de perſonnes les matiéres peccantes : il fait ſurtout très-rarement bien chez le beau ſexe, qui peut en eſpérer plus de ſuccès, en y ajoutant, un peu de fine rhubarbe de racine de chicorée ſauvage, de manne, de violettes, ou de pur & vrai ſel d'Angleterre, *dont je ſuis ordinairement pourvu* : une potion ainſi compoſée, que l'on prendra à diverſes repriſes ſuivant que les circonſtances l'exigeront, produira ſûrement les plus heureux effets ſurtout lorſque la matiére morbifique eſt bien diſſoute.

§ 94.

Il arrive ſouvent, que des perſonnes qui ſe ſont baignées ou qui ont bu quelque tems les eaux, ſe ſentent ſaiſies de nauſées, de dégoût pour la nourriture, d'une amertume dans la bouche, d'envie de vomir, & même de vomiſſements. Accidens qui ſont un effet des eaux, ayant toujours remarqué, qu'elles mettent d'abord en mouvement les matiéres billieuſes qu'elles rencontrent. Les perſonnes qui ſe trouveront dans un tel cas, feront

très,

très-bien de prendre un léger vomitif, qui opére très doucement, parcequ'il trouve un corps deja préparé depuis quelques jours. J'ai donné moi-même des vomitifs à des hommes, que jamais rien n'avoit pu emouvoir, & ils produisoient chez eux pendant la cure des eaux avec beaucoup de douceur une evacuation étonnante de bile, ce qui n'étoit pas de petite conséquence pour leur santé.

§. 95.

Quelques salutaires que nos eaux soyent, elles ne laissent pas que de relâcher quelques fois les fibres de l'estomac. Mais cet inconvenient ne dure pas longtems, & l'on peut facilement y remédier en prenant le matin après chaque gobelet d'eau un peu de fenouil, d'anis, d'écorce de citron, d'orange ou de canelle confits, un peu d'essence d'orange, ou un doigt haut de bon vin d'Espagne, Malaga, ou Chéres. Ensuite après que l'on aura bû, l'on pourra prendre pour cela avec le même succès, un gobelet de bon Chocolat vanillé, une cuilleré à caffé, de véritable Elixir stomachique d'Hoffmann, ou une bonne Rôtie faite avec du vin, du sucre & de la Canelle.

§ 96.

Nous voici parvenus à la plus grande difficulté, celle de ſçavoir ſi pendant que l'on ſe baigne, l'on oſe & l'on peut boire des eaux ? Avant que de répondre à la queſtion, je dois avoüer, que cet objet m'a conſtamment donné bien de l'occupation ; enfin après l'avoir bien examiné, je me ſuis décidé toutes réflexions faites pour l'affirmative, ſentiment qui trouve bien des contradicteurs, étant convaincu, qu'il eſt à propos & même néceſſaire, cependant ſelon les cas & les circonſtances de boire des eaux pendant qu'on ſe baigne. On me dira ſans doute, que les Médecins veulent toujours inventer quelque nouvelle méthode, qu'il n'étoit jamais d'uſage autre fois de boire les eaux pendant que l'on ſe baignoit, que cela affoiblit trop, empêche l'ébullition, ou la fait même ſortir dans l'intérieur du corps. C'eſt ainſi que penſent & parlent, non ſeulement le commun peuple, mais des perſonnes de diſtinction, & des Médecins mêmes. Mais il faut bien comprendre ainſi, que je l'ai dit ; car quoique je conſeille de boire des eaux pendant que l'on ſe baigne, je ne prétend point par là, qu'il faille faire deux cures en même tems, ſe baigner & boire les eaux en forme. Je ſai très-bien qu'une qu'une pareille cure feroit trop forte & éprouveroit trop. Si l'on daigne à cet égard, examiner ma façon de penser, appuyée sur 17. ans d'une heureuse expérience, je suis persuadé, que ma méthode sera enfin reçuë & approuvée par les raisons suivantes: l'on dit 1. Que quoiqu'il n'ait jamais été d'usage de boire des eaux pendant que l'on se baignoit, on ne laissoit pas de faire d'heureuses cures. Cela est vrai; car entre nombre de personnes qui ne peuvent pas supporter de boire les eaux, j'en connois qui ont été dans ce dernier cas. Mais cela ne doit point faire loi, ni servir d'exemple aux autres. Car si je suis forcé de convenir, que cet usage de boire les eaux en se baignant étoit absolument inconnu autrefois, je sai aussi que les choses n'en alloient pas mieux pour cela, & que depuis que ma nouvelle méthode a prévalu, il se fait de meilleures cures & en plus grand nombre, la raison en est, que la chaleur de l'eau, dont un corps est entouré dans le bain, échauffe & met le sang tellement en mouvement, que la sérosité séparée de la partie rouge du sang, est forcée par là de sortir en abondance par les pores que les eaux ont ouverts. Plus long tems on sue, & plus le sang perd de son humidité naturelle, & de de parties aqueuses nécessaires à la circulation. Plus l'agitation intérieure est forte, plus l'on est altéré, de façon même à ne pouvoir souvent étancher la soif, comme cela arrive dans les fiévres chaudes. Il est donc très-salutaire en pareils cas, de reparer la perte du liquide enlevé par la suëur, en buvant quelques verres d'eau, & on peut toujours attendre les plus heureux effets d'une Cure, si le bain & les eaux agissent en même tems au dehors & au dedans, c'est ce qui est prouvé par le sentiment: de plusieurs savans illustres, je n'en rapporterai qu'un passage de Mr van Swieten, qui dit: (i) „ *Les eaux thermales, par leur chaleur naturelle amolissent & attendrissent tout, elles s'insinuent par les vaisseaux lymphatiques, & se mêlent avec le sang, humectent & dissolvent les obstructions, & si l'on boit en même tems ces eaux salutaires, elles fournissent un remede sûr pour atténuer & resoudre les matiéres durcies & coagulées qui obstruent les vaisseaux.*

Il est d'autres personnes, qui s'imaginent, que rien n'est si propre à favoriser

(i) Gerard van Swieten, Commentaires sur les aphorismes de Boërhaave Tome III. des maladies chroniques, page 345.

vorifer l'ébullition, que de boire abondamment de vin; Je conviens qu'un verre de bon vin ne peut pas nuire, j'ai même remarqué que le vin pris à cette dose étoit non seulement nécessaire, mais très-salutaire à des personnes d'un tempérament froid, ensorte que je ne m'oppose point, que l'on prenne de tems en tems, que les circonstances le permettent, un peu de vin. Mais en général il n'est point nécessaire de recourir au vin pour avancer l'ébullition, sur tout chez des personnes, qui sont déjà accablés d'une chaleur fiévreuse. Peu de vin n'ôte pas la soif, beaucoup augmente la chaleur, met le sang dans une vehemente fermentation, quelques fois même le rend inflammatoire, ce qui est fort dangereux.

§. 97.

On ne sauroit trop déplorer l'erreur grossiére dans laquelle sont les personnes, qui comme je viens de le dire, s'immaginent de pouvoir forcer l'ébullition en bûvant copieusement de vin, se persuadant, que quelques bons verres souvent réïterés, feront enfin ce que les bains n'ont pû opérer, mais j'en ai vû plus de cent fois dans des cas pareils un effet tout opposé: l'exemple que vais citer entre beaucoup d'autres, me servira de preuve. La premiére fois que je fus aux bains, l'an 1752. j'y rencontrai un ami, à qui on avoit ordonné le bain, comme étant propre à le débaraſſer de mauvaiſes dartres farineuſes très-opiniâtres, tout paroiſſoit bien aller les premiers jours, mais lorsqu'il fut à la plus haute baignée, la ſuëur & l'altération augmentérent au point de lui devenir inſupportables. Le malade crût que le mieux ſeroit de boire des eaux minerales en raiſon de ſa ſoif, mais cela lui étoit rigoureuſement défendu, crainte que l'ébullition ne pû pas pouſſer. En place d'eau on lui conſeilla de boire beaucoup de vin, ce conſeil le porta à vuider quatre, cinq jusqu'à ſix bouteilles par jour, ſans en ſentir cependant l'effet déſiré; car au lieu de favoriſer par cette méthode l'ébullition, elle lui attira une ſi terrible inflammation, que toute ſa peau paroiſſoit ſemblable à de l'ecarlatte, & tout le corps chargé d'une inflammation éréſipélateuſe. Les tourmens que cet état faiſoit ſouffrir au malade, lui ôterent abſolument le ſomeil de façon, que pendant 8. jours de ſuite il ne ferma pas l'oeil, la nuit ſurtout il ſe plaignoit ſans ceſſe d'une chaleur brûlante, comme ſi ſon corps eût été dans une fournaiſe. Telle étoit la ſituation dans laquelle je le trouvai: ſon état digne de pitié me toucha

cha vivement arrivé pour la premiére fois aux bains. Dépourvû de toute connoissance sur les proprietés & vertus des eaux, & ne sachant quels secours donner au malade, j'interdisis absolument le vin, & je lui ordonnai en échange une tisanne aigrelette, & l'obligeai de rester ce jour-là tranquille au lit. Dans cet intervale je courus m'informer des vertus & des proprietés des eaux, je vis qu'on s'en remplissoit l'estomac sans incommodités n'y précautions, cela m'engagea à en boire une assez grande quantité, & je fus convaincu par ma propre expérience, qu'on pouvoit en faire usage en tout tems, & sans grande conséquence. Le second jour je permis au malade d'aller au bain, & d'y boire des eaux en place de vin, cependant avec prudence, cette méthode fut suivie d'un succès si heureux, que dès le 3me jour, on vit la tension & la rougeur de la peau disparoître & faire place à une parfaite ébullition, formée de petites vésicules élévées & bien séparées, au grand étonnement de tout le monde. Dès que l'éruption fut faite, tous les accidens graves cessérent, le someil & l'appetit, dont le malade avoit été privé 8. jours, revinrent, & furent conservés par la méthode indiquée jusqu'à la fin de la Cure, dont le succès fut une parfaite guérison.

§. 98.

Si le malade avoit continué de boire du vin, dans quel état triste & dangereux ne se seroit-il pas plongé? Que l'on me dise après cet exemple, si c'est l'eau ou le vin qui étoit salutaire. L'eau n'a-t-elle pas dans ce cas rendu au sang le fluide que les suëurs & le vin lui avoient enlévé, & contribué par-là a l'ébullition, en séparant de la masse du sang les parties nécessaires pour cela, & en les poussant à la superficie de la peau? Osera-t-on soutenir après cela, qu'en bûvant des eaux pendant que l'on se baigne, cela fait sortir l'ebullition dans l'interieurs du corps? Qu'elle certitude en a-t-on; & comment cela pourroit-il se faire? Peut-être arrive-t-il ici comme dans la petite vérole, que les parties intérieures sont remplies d'une quantité de boutons, si cela est, il suit delà qu'en bûvant des eaux pendant ce tems, on nuit certainement à l'éruption. Mais d'où vient que l'on voit l'ébullition paroître chez des personnes qui boivent simplement les eaux? J'en ai vû un grand nombre dans ce cas, qui sans avoir jamais mit un pied dans l'eau pendant qu'ils en buvoient, étoient obligés de se baigner, par l'ébullition survenue: or si cet effet peut être produit sans le bain, il doit d'autant plus-

tôt

tôt avoir lieu, si l'on use de tous les deux en même tems. J'ai vû de même paroître une ébullition parfaite chez des personnes, quoi qu'elles se fusent abstenues de boire absolument aucun vin pendant la cure. Il suit donc de tout ce que je viens de dire d'après mon expérience, qu'en général le meilleur moyen de se procurer une ébullition salutaire, c'est de boire quelques gobelets d'eau pendant que l'on se baigne.

Si par hazard cette méthode produisoit un mauvais effet chez quelques personnes qui ne peuvent point supporter de boire les eaux, comme cela arrive en particulier quelques fois au beau sexe, elles feront en ce cas très-bien, de prendre à la place, quelque bon bouillon, une soupe au vin, du chocolat, du caffé, ou une bonne rostie au sucre.

§ 99.

Comme ces eaux salutaires sont aujourd'hui fort recherchées, & qu'on en transporte beaucoup hors du pays, je dois avertir, que ceux qui voudront en faire usage de cette façon, doivent les faire prendre autant que possible dans des bouteilles neuves: l'expérience ayant démontré, que l'eau ne se conserve pas pure comme elle devroit l'être dans des bouteilles qui ont servi à quelqu'usage; malgré tous les soins que l'on se donne pour les rincer, elles lui communiquent un goût ou une odeur étrangere & mauvaise, où lui enlevent entiérement l'un & l'autre, parcequ'il reste pour l'ordinaire dans les pores de la bouteille quelque chose de la liqueur qui y avoit été auparavant. C'est ce qui avoit occasionné, que nos eaux dans l'analyse chimique faite à Turin paroissoient avoir une légére odeur de souffre d'antimoine, ce qui n'étoit pas fort étonnant, Monsieur le Comte *de Challand*, en ayant fait remplir des bouteilles dans lesquelles il avoit apporté en venant du vin de la Val-d'Aoste.

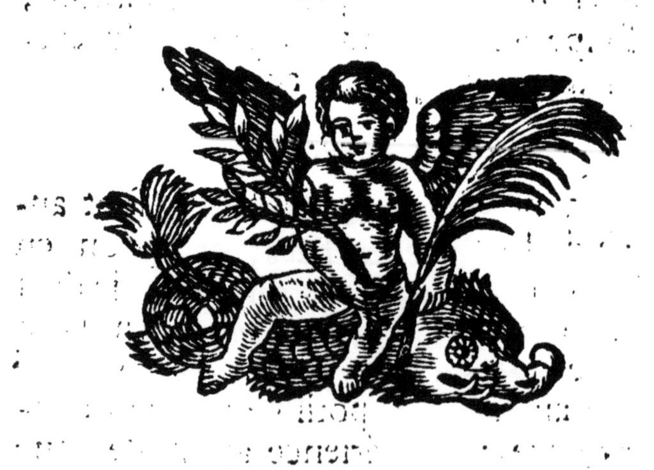

TROI-

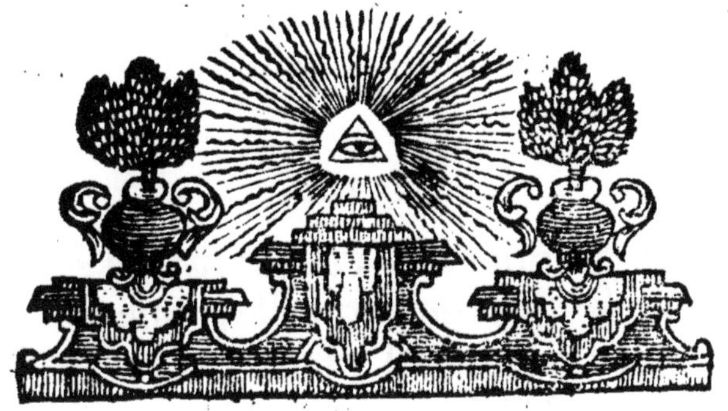

Troisiéme Partie,

CHAPITRE NEUVIEME.

Effets des eaux minerales.

§. 100.

Yant démontré, comme je viens de le faire, les admirables proprietés de nos eaux minerales, je dois à présent entrer dans quelque détail, sur leurs excellentes vertus, sur leurs effets, & sur la maniére dont elles opérent dans notre corps.

§. 101.

Il se trouve dans nos eaux une si intime liaison entre les parties salines terrestres, & l'esprit volatil étheré, que c'est de ces principes actifs réünis à une eau excellente, légére & très-pénétrante que l'on doit faire dériver toutes leurs vertus médicinales.

§. 102.

En premiér lieu cet admirable élément fait par sa chaleur naturelle, que ce principe volatil mineral pénétre dans tout le corps, rechauffe ce qui y est refroidi, passe jusque dans les plus petits canaux & charie même jusques dans les vaisseaux les plus déliés des nerfs les parties volatiles du mineral qu'il contient, surtout un safran de Mars volatilisé, qu'il fait circuler jusques dans les plus petits vaisseaux capillaires, qui sont dailleurs presque impénétrables à tout autre reméde.

§. 103.

C'est ce qui donne à nos eaux la proprieté de détruire les obstructions, de nettoyer & de détacher les glaires. Car par leur légereté, elles pénétrent jusques dans les plus petits vaisseaux capillaires, y dilaïent les sucs épaissis, cruds & mal digerés, les fondent & les rendent de nouveau fluides. C'est ce qui arrive d'autant plus dans les grands vaisseaux, ou très-souvent, soit par foiblesse, soit par relâchement, les humeurs peccantes s'arrêtent trop long tems, y deviennent visqueuses

visqueuses & gluantes, s'épaississent enfin, & occasionnent par là ces funestes obstructions.

§. 104.

J'ai précédement fait voir, qu'il y avoit dans nos eaux, un sel & une terre subtile Alcaline, intimément unis avec une eau la plus pure & la plus légére, c'est par effort réüni de ces principes, qu'elles peuvent détruire dans nos corps tout acide nuisible, adoucir l'acreté scorbutique de nos humeurs, les changer & les entrainer ainsi hors du corps, soit par les urines, soit par les pores de la peau.

§. 105.

Il n'est personne pour peu qu'il soit instruit, qui ignore les excellents effets que produisent sur les corps, le fer & l'acier pris en reméde. On peut juger par là de celui qu'on peut esperer, des parties martiales très-subtiles, que nos eaux chaudes élémentaires dissolvent & s'approprient dans le sein de la terre, pour fortifier & rendre la vigueur aux membres affoiblis & relâchés, adoucir & dissiper entiérement les douleurs dont ils sont affectés; en évacuant les matiéres acres qui les causent.

§. 106.

§. 106.

Enfin l'on trouve les plus heureux secours, pour guérir les parties affectées extérieurement dans cette terre martiale rouge, que nos eaux déposent, & qui par sa vertu détersive & légérement adstringente, néttoye & rêtrécit peu à peu les playes & les ulcéres les plus invetérés, tient les chairs nettes, & opére enfin par sa vertu balsamique une parfaite & radicale guérison.

CHAPITRE DIXIEME.

Précis de quelques Cures, les plus remarquables, que j'ai observé pendant mes campagnes aux Bains.

§. 107.

J'ai indiqué dans le précédent Chapitre, les excellentes vertus de nos eaux & leurs effets. Il me reste à faire part au Lecteur de quelques unes des Cures opérées par leur moyen, je les rapporterai d'après les observations, que j'ai eû occasion de faire pendant les 17. Etés que j'y ai passé. On ne doit pas s'attendre que je donne une Liste exacte de toutes les Cures operées pendant ce tems, ce détail seul exigeroit un grand livre, je ne me me propose, que de spécifier quelques unes des plus remarquables.

En premiér Lieu.

Paralisies, suites d'Apopléxie.

Un Ecclésiastique âgé d'environ 55. ans, maigre & d'un tempérament Hypocondre, fut attaqué d'une légére Apopléxie, qui lui affoiblit considérablement la mémoire, & lui rendit la langue paralitique, de façon qu'il ne pouvoit parler qu'en béguayant. Après l'avoir bien préparé, je le fis baigner & bien humecter aussi intérieurement; ensuite ayant remarqué que la cinquiéme paire de nerfs avoit le plus souffert, je lui fis bien raser la tête, & lui ordonnai de prendre la Douche sur la nuque & sur la suture coronale, ayant grand soin à cause de la maigreur du malade, que la suëur ne fut pas portée trop loin. Ce traitement fut suivi d'un tel succès, qu'il paroissoit que la mémoire revenoit un peu & que la langue se dégageoit insensiblement, de façon que d'un jour à l'autre il sembloit prononcer mieux les mots, ce qui me faisoit éspérer, qu'en prolongeant la cure de six semaines j'aurois au bout de ce tems la satisfaction de le voir bien guéri. Mais des affaires préssantes l'ayant rappellé chez lui au bout de 4. semaines, sa guérison

fut

fut renvoyée à l'année ſuivante, qu'une Cure de bains la lui procura complettement.

2. Un homme à peu près du même âge, maigre, & d'une conſtitution bilieuſe, ayant eû une attaque d'apoplexie, reſta paralitique dans tout le côté droit, avec le mouvement de langue fort embaraſſé. Dans ce triſte état, il ſe fit apporter aux bains, & s'y mit ſous ma direction; le tems ſe trouvoit préciſément alors très-peu favorable à une ſituation pareille, ce qui m'engagea de chercher à arranger les choſes de façon que le malade pût faire ſa cure dans une bonne chambre chaude bien fermée, à l'abri des influences pernicieuſes du froid. Je m'appliquai dabord à profondir les cauſes de la maladie, & me mis ainſi à même de diriger la cure, ſachant par une expérience ſoutenuë, que nos eaux agiſſoient quelques fois lentement, & qu'il étoit à propos de leur aider en pareil cas par des ſecours convenables : après avoir employé des remédes généraux pour ſubvenir à la complexion délicate du malade, & animer l'effet des eaux, chaque fois qu'il ſortoit du bain, je lui faiſois frotter l'épine du dos & la nuque du col d'abord avec une flanelle chaude, jusqu'à ce que la peau devint rouge, enſuite avec un

un esprit propre à fortifier les nerfs, auquel j'ajoutois un peu de savon de Venise: puis après l'avoir couvert de linges chauds, je faisois rester le malade au lit tout le tems qu'il n'étoit pas au bain, ayant d'ailleurs grand soin de lui donner les remédes intérieurs qui pouvoient convenir à son état. Par cette méthode le malade dans l'espace de 6. semaines, reprit sensiblement le mieux, & au bout de peu de tems, recouvra chez lui une santé parfaite.

Cette façon de traiter les malades en pareils cas, a toujours été suivie des plus heureux succès, & d'un promt rétablissement; c'est ici surtout que l'on doit particuliérement chercher à entretenir la transpiration; car c'est par là, que l'on facilite la circulation des esprits vitaux, & que l'on procure une vigueur efficace aux parties solides.

3. Un homme de passé 60. ans, d'un tempérament bilieux & sanguin, assez robuste, ayant un corps gros & gras, fut apporté à nos bains, paralitique de tout le corps. Il se baigna avec un tel succès, qu'au bout de 5. ou 6. semaines, pendant lesquelles on avoit été obligé de le porter & rapporter, il fut en état de remuer peu à peu les jambes, & même de mar-

cher

cher avec l'aide de deux perſonnes. Cette premiére cure, n'ayant pas été ſuffiſante pour le rétablir entiérement, on lui en conſeilla une ſeconde qui le guérit parfaitement.

4. Une jeune femme de 26. ans, d'un aſſez bon tempérament dailleurs, fut ſi mal traitée, dans des douleurs opiniatres de reins, qu'elle en devint totalement paralitique dès la ceinture, ſoit dès *l'os ſacrum* en bas, au point que cette partie étoit ſans aucun mouvement, & d'une telle inſenſibilité, qu'elle ne s'appercevoit point, quand on la touchoit & qu'elle ſentoit à peine quand on la pinçoit fortement aux pieds. La partie ſupérieure du corps, étoit dailleurs en bon état, elle dormoit & avoit de l'appetit. Comme la ſaiſon de ſe baigner n'étoit point encore venuë; je la ſoignai en atendant de façon, qu'on commença à s'appercevoir d'un léger retour de ſenſibilité & de mouvement, au point qu'elle pouvoit quitter le lit à l'aide de béquilles. L'époque favorable étant enfin venuë, je la fis transporter aux bains, & comme elle étoit robuſte, je lui fis pouſſer le bain jusqu'à 9. heures par jour, 5. avant midi, & 4. après. Cette cure lui fit un ſi grand bien, qu'elle pût ſe paſſer au bout de 3. ſemaines de l'une de ſes béquilles, &

& 8. jours après de la seconde, & qu'elle étoit à même d'aller & de sortir du bain avec le secour d'un simple bâton. La 6. semaine fut si heureuse, pour cette femme, qu'elle quitta les bains parfaitement guérie, & que précisément 9. mois après, elle fit une couche fort heureuse.

5. Une autre jeune femme de 20. ans, d'une constititution délicate, eût le malheur de devenir par une suite de ses premiérs couches, qui avoient été très-pénibles, paralytique, précisément comme celle dont je viens de parler, dès la ceinture en bas, ensorte que l'on avoit beaucoup de peine, à la remuer & à la transporter, & par conséquent beaucoup d'embarras pour la faire parvenir aux bains. Comme elle n'avoit aucun mouvement, ni dans les hanches, ni dans les jambes, on étoit obligé de la porter comme un enfant, chaque fois qu'elle devoit entrer au bain ou en sortir. Après 14. jours de bains les parties foibles, commencérent insensiblement à reprendre des forces; quelques jours après, soutenuë par dessous les bras, elle essaya de marcher: au bout des 3. semaines, elle pût marcher seule, quoique foible encore: ayant été forcée de quitter alors les bains dans un tems où ils lui étoient extrémement nécessaire, elle ressentit encore quelque tems

chez elle la même foiblesse, mais elle recouvra enfin la prémiere santé.

Si cette jeune femme avoit pû continuër les bains encore 8. ou 10. jours, il est hors de doute, quelle auroit entiérement repris ses forces. Mais beaucoup de personnes desireroient pouvoir être guéries en poste.

6. Un homme de 40. ans, étant venu aux bains avec un bras, qu'une legére attaque d'apoplexie lui avoit laissé sans mouvement, y retrouva au bout d'un mois de bain un entier rétablissement.

7. Sans parler d'un grand nombre de cures, j'en citerai une très-remarquable quoique restée imparfaite. Un homme de 40. ans, bûvant très-peu, fut attaqué d'une paralysie totale, qui lui ôta tout mouvement & toute sensibilité. Le mal étoit si considérable, & les muscles si relâchés, & le sphincter tant de l'anus que la vessie, dans un état d'insensibilité si pitoiable, que le malade ne savoit pas distinguer, quand il urinoit ou qu'il alloit à selle. Une cure de bain produisit dans 6 semaines un tel changement en mieux, que la sensibilité fut rétablie, mais non pas le mouvement des membres.

8. Un garçon de dix ans, d'un tempérament

pérament robuſte, prit tout à coup une forte galle. Ses parens que cela inquietoit crurent pouvoir vîte la lui faire paſſer avec un onguent de fleur de ſoufre. Mais ce remède appliqué auſſi inconſidérablement, fit un effet bien malheureux pour cet enfant. Car à peine la galle fut elle rentrée, qu'il en devint tout à coup paralytique dès la ceinture en bas, au point que ſes hanches, ſes pieds, & ſurtout ſa jambe gauche, étoient abſolument ſans mouvement, & qu'il ne pouvoit s'aider qu'en ſe traînant un peu ſur ſes genoux, ce qui augmentoit encore le mal ſur la partie foible qui s'applatiſſoit & devenoit groſſe. Après avoir été 7. à 8. mois dans cet état, je le fis aller aux bains. Les premiérs 15. jours le mal ne changea point, quoiqu'il ſe baigna juſqu'à 8. heures par jour, & l'ébullition ne ſe montra que légérement ce qui m'engagea de lui appliquer aux deux jambes des véſicatoires, que j'entretins pendant 5. jours dans une forte ſuppuration en faiſant reſter le malade au lit, & lui laiſſant boire abondamment des eaux. Ce qui produiſit un ſi bon état, que peu a peu le mouvement revint, & qu'il pût commencer à marcher à l'aide des béquilles: il pût s'en paſſer au bout d'une cure de 6. ſemaines, s'aidant d'un bâton, dont il peut même actuellement ſe paſſer, quoiqu'encore un peu foible. *En*

En second lieu.

Rhûmatismes, Douleurs de jointures, Gouttes & membres contractés.

9. Une Demoiselle d'environ 30. ans, d'une constitution débile, phlegmatique & cachectique, étant attaquée d'un rhûmatisme général, vint dans cet état à nos bains. Dans les premiers 15. jours, lorsque le sang & les humeurs peccantes commencérent à être mises en mouvement par la chaleur des eaux, elle en ressentit des effets singuliers, tantôt des vapeurs mêlées alternativement de chaleurs & de Frissons, tantôt une douleur insuportable ambulante, tantôt des attaques de colique, comme si la matiére peccante vouloit se fixer dans les intestins, d'autres fois la respiration étoit genée au point de l'incommoder beaucoup. L'eau lui fit éprouver pendant 8. jours ces divers accidents, quoiqu'elle prit quelques petits remédes intérieurs, voyant enfin au bout de 3. semaines la crise commencer à se former insensiblement, & la nature trop foible pour expulser les humeurs peccantes que les eaux avoient mit en mouvement, je fis prendre à la malade un reméde fortifiant, dont l'effet fut si heureux, que tout le mal se jetta dans deux fois 24. heures sur le pied gauche, à la plante duquel il se forma un grand abçès, que j'ame-

j'amenai à maturité au moyen d'emolliens: l'ayant en suite fait ouvrir par une grande incision, il en sortoit à diverses reprises plus d'un verre & demi d'un pur sanguinolent. Je n'employai d'autre digestif, pour faire suppurer la playe que nos eaux mêmes, dont je la faisois injecter lorsque la malade étoit hors du bain. Par ce traitement l'abçés fut bien guéri dans 14. jours, & la personne entiérement délivrée de ses douleurs de rhûmatisme dans 42. jours.

10. Un maçon de 30. ans, d'un tempérament fort & robuste, ayant travaillé quelque tems dans un endroit humide, fut attaqué d'un violent rhûmatisme à l'épaule & à l'omoplate, qui l'obligea de quitter le travail. Après avoir usé de differens remédes, le mal empira, & s'étendit sur tout le bras, qu'il étoit contraint de porter en écharpe. Il vint dans cet état aux bains: ils lui furent si favorables que dans 16. jours l'humeur rhûmatismale quitta l'épaule, se jetta sur la main, y causa une enflûre, qui dégénéra en abçès, je le fis ouvrir, quand je l'eûs amené à maturité, il fut guéri dans 14. jours, & tout le mal du bras enlevé en même tems.

11. Un homme de 46. ans, d'un

tempérament bilieux & ſanguin ayant été attaqué d'une douleur vive de rhûmatiſme dans les jointures, au point qu'il pouvoit à grande peine marcher, eût recours à nos bains. Il débuta de ſon propre mouvement, par ſe jetter ſans autre préparation, dans l'eau juſqu'au cou, & ayant continué ainſi pendant 6. ou 7. jours, il fut ſaiſi d'un grand mal de tête, d'un abbattement général dans les membres, & d'une forte altération, ce qui l'engagea à me faire appeller auprès de lui. En touchant ſon pouls, je le trouvai dans une violente fiévre chaude, le mal de tête faiſoit qu'il avoit peine d'ouvrir les yeux, la ſoif qu'il ne parloit que difficilement, des nauſées continuelles annonçoient chez lui une grande envie de vomir. Dès que j'eûs appris, ce qui s'étoit paſſé je jugeai dabord, que la matiére morbifique, qui étoit fixée dans les jointures, en ayant été détachée par l'effet des eaux, s'étoit jettée dans le ſang, & avoit produit cette fiévre, en ſe mêlant dans l'eſtomac avec la bile, qui s'y étoit remontrée. Le voyant dans cet état je me hâtai de le faire ſaigner : le ſang ſe trouva ſi vitié & corrompu, qu'une couple d'heures après je lui fis ouvrir une ſeconde fois la veine, le ſang différoit peu du premiér, & étoit encore couvert d'une croûte te inflammatoire. Outre cela, je faisois boire copieusement le malade, deux jours après comme je m'apperçus encore de quelques nausées, je lui donnai l'émétique, & ensuite un purgatif, ce qui calma entiérement la fiévre. Je lui fis après cela continüer le bain, qu'il avoit été forcé de quitter 5. jours; lorsque les vaisseaux se trouvérent suffisamment dégagés, par les évacuations que je lui avois procuré, l'ébullition commença à paroitre sans la moindre incommodité, & les choses prirent dès ce moment une tournure si heureuse, qu'au bout de 26. jours, le malade fut entiérement rétabli.

12. Un païsan de 45. ans, boitant des deux côtés, étant venu aux bains à l'aide de deux bâtons, fut curieux d'apprendre ce qu'un Médecin penseroit de sa cure, vint me consulter. Ayant examiné son état je trouvai, que son mal provenoit d'une acreté scorbutique dans les humeurs, qui avoit si fort relâché les ligamens des deux hanches, qu'elle lui avoit causé cette double sciatique, dont il boitoit. Je lui conseillai la dessus de commencer sa cure & de la suivre suivant l'usage ordinaire que j'ai indiqué, mais ce conseil n'ayant pas été de son goût, je lui demandai, si cette maniére de se baigner ne lui convenoit pas? Il me ré-

pondit là dessus en souriant, qu'il n'étoit point dans l'intention de se baigner si long-tems: puis m'étant informé, de quelle façon il comptoit donc de faire sa cure, il me dit franchement, qu'il ne pouvoit pas rester plus de dix jours aux bains, & qu'il comptoit cependant, de se baigner 100. heures c'est-à-dire 10. heures chaque jour. Je trouvai le projet de cet homme si insensé, que je le quittai, en lui souhaitant bien du bonheur, me proposant bien de l'observer, pour savoir quel succès auroit une conduite aussi plaisante; cet homme unique tint exactement parole: dès le premier jour, il soutint ses 10. heures de bain, & continua gaïement sur le même pied. Il mangeoit tous les matins dans le bain une bonne soupe au fromage, & l'accompagnoit d'une petite bouteille de vin, dont il doubloit soigneusement la dose après midi: au commencement du 5me jour l'ébullition étoit fort avancée, & faisoit paroître la peau comme une écorce d'arbre. Je le visitois chaque jour, pour être à même de suivre une cure aussi bizarre, & en savoir le succès, je remarquai que pendant qu'il avoit été couvert de l'ébullition, il marchoit plus droit, avec l'aide d'un seul bâton. Je fis tout ce qui me fut possible pour l'engager à

continuer

continuer les bains, qui avoient eû un succès si inattendu & si heureux, qu'il pouvoit éspérer d'être à même de se passer dans peu du second bâton, comme du premiér; mais il ne voulut rien changer à son plan, l'ébullition, qui avoit commencé à disparoître le 8me jour, passa entiérement le 10me: il boitoit encore un peu du côté gauche le 12me jour en comptant celui de son arrivée, ce qui ne l'empecha pas de partir & de passer ainsi la montagne, pour se rendre chez lui.

Il n'est personne qui doute du bien infini que quelques jours de plus auroient fait à cet homme, car s'il avoit voulu faire sa cure dans la régle, il est incontestable qu'il auroit été radicalement guéri. On voit par là que des éssais teméraires réüssissent quelques fois.

13. Un gentil-homme Anglois d'environ 27. ans, qui avoit consulté sans beaucoup de succès plusieurs des plus célébres facultés de médecine, sur une affection scorbutique vague, vint enfin à nos bains qui lui avoient été conseillés, il fit une cure réguliére de bain, bût de même les eaux & partit au bout de 26. jours en bonne santé.

14. Un garçon de 12. ans, d'un

 tempé-

tempérament bilieux, & d'une constitution délicate, prit, il y a deux ans, en jettant de paumes de neige pendant l'hyver, une violente douleur dans une hanche, au point qu'il ne pût revenir à la maison, qu'en boitant extrémement. Cette douleur ayant été négligée, elle dégénera en sciatique insuportable au point que pendant près d'un an & demi, il souffroit des douleurs si aiguës, qu'il pouvoit à peine se remuër dans son lit. Au bout de six mois, on l'amena à pouvoir se trainer un peu à grande peine, avec l'aide de béquilles; il étoit dans cet état, lorsqu'on le transporta aux bains, remis là sous ma direction, j'examinai la partie malade, & trouvai la cuisse dans une atrophie ou décroissance absoluë, au point qu'en la touchant on sentoit distinctement, que l'os étoit entiérement sorti de son emboitement; les nerfs s'étoient tellement retirés que la jambe attaquée étoit de deux pouces & demi plus courte que l'autre, le sang du malade étoit si acre & si scorbutique, que la moindre bagatelle qu'il mangeoit faisoit saigner les gencives. Après avoir préparé convenablement le malade, je le fis peu à peu baigner. Les premiers 8. jours passés, je lui fis prendre la Douche une demi heure, tantôt plus tantôt moins; elle lui causa

dabord

dabord des douleurs presqu'insupportables, à cause de l'élévation de l'eau, de sa pésanteur & des coups, qu'elle frappoit sur la partie malade, jusqu'à ce que le ligament rond, & l'os de la cuisse, furent tirés en bas vers son emboitement, & que les muscles eûrent repris leur force & leur elasticité, ce qui arriva déja les 4. & 5me jours. Dès qu'il avoit pris la Douche, on le portoit enveloppé chaudement dans son lit, où je l'obligeois de passer tout le tems qu'il n'étoit pas au bain, & là je lui faisois encore bien frotter avec une flanelle chaude la partie malade, que l'on lavoit ensuite avec un esprit fortifiant. Les 15. & 16. jours il parut une légére ébullition, formée par des petites vésicules très-blanches, qui disparurent derechef dans trois jours. Au commencement de la 4me semaine je m'apperçus que les chairs commençoient à recroître & les forces à revenir insensiblement, la cuisse s'étoit étenduë & allongée d'un pouce, & son état se changea si fort en mieux, que 3. ou 4. jours après il pût aller seul au bain à l'aide d'une béquille: au bout de 14. jours, il n'eût plus besoin que d'un bâton, & ne boitoit plus autant, sa jambe s'étant étenduë d'un pouce & demi, de sorte qu'il ne restoit qu'un bon demi pouce de dif-

férence

férence entre la jambe saine & celle-ci, lorsqu'il quitta les bains.

15. Une femme d'environ 40. ans, vint à nos bains, pour une douleur de sciatique très-opiniâtre, au bout de 3. semaines nos eaux la rétablirent non seulement très-bien, mais lui procurerent encore la satisfaction, de voir 9. mois après sortir de son sein un fils, premiér fruit d'un mariage de 20. ans.

16. Un homme de 35. ans, d'un tempérament bilieux, fut si cruellement tourmenté pendant plus de deux mois, par une colique de Poitou, qu'il en perdit l'usage de ses mains, qui en furent estropiées, de façon, qu'il ne pouvoit ni manger ni boire seul pendant quelque tems. Dans ce triste état, il eût recours à nos eaux, se baigna trois semaines, bût les eaux pendant 8. jours: cette cure lui rendit non seulement le libre usage de ses mains, mais le guérit encore de cette dangereuse colique, dont il s'est jamais plus ressenti. J'ai vû quatre autres cas pareils à celui-ci qui ont été guéris avec le même succès.

17. Une Dame d'environ 50. ans, étoit depuis long-tems incommodée d'un rhûmatisme scorbutique vague, pour s'en débarasser elle commença par se baigner avec

avec beaucoup d'exactitude, ce qui lui fit si bien, que dès le 3me jour, l'ébullition se montra vigoureusement, & augmenta si fort d'un jour à l'autre, que tout son corps paroissoit couvert d'une écorce d'arbre, & étoit continuellement comme une éponge rempli d'eau. Lorsque la cure étoit à son plus haut période, son corps se trouva dans un tel état, que tout le linge s'y attachoit comme s'il eût été collé, & quoiqu'on la plongeoit dans le bain, pour l'en détacher, la peau restoit également en arriére. Et comme il étoit impossible de la transporter dans les bains, vû son état déplorable, elle fut obligée de prendre le bain dans sa chambre, & même là on ne pouvoit la placer dans sa baignoire qu'à l'aide de quelques draps. Dans une situation si douloureuse, elle n'étoit pas mieux que dans le bain, aussi pendant trois jours de suite elle n'en sortit que trois heures par 24. heures. Le 16me jour de la cure, les choses commencérent à prendre une tournure favorable. Environ le 27me ou 28me jour, elle se trouva, quoiqu'encore fort accablée, très-bien guérie, & paroissoit même, sa cure finie, avoir rejeuni. On peut avec vérité appeller de telles cures, des miracles de la nature. Quant à la goutte, je ne parle

ici

ici que des personnes chez lesquelles ce mal n'est pas invétéré & trop enraciné. Quant aux autres, dont les parties affectées par la goutte, sont actuellement nouées & remplies de tartre, elle peuvent à la vérité boire les eaux, mais non point se baigner du tout.

Une goutte accidentelle & qui n'a pas duré trop long tems, peut être guérie tout comme le rhumâtisme. En échange une goutte héréditaire, ne se guérit pas aussi aisément, mais si elle n'est pas encore invétérée, & que malgré les soins que l'on peut se donner pour s'en débarasser, on ne peut pas y réüssir entiérement, on peut au moins espérer de trouver dans nos eaux, un soulagement à ce mal, dont elles rendent les accès moins fréquens & moins longs. Car comme je l'ai remarqué ci-devant, la partie éthérée & spiritueuse de nos eaux pénétre jusqu'à l'intérieur le plus reculé des parties solides, y resout la matiére podagre qui s'y trouve arrêtée, la met en mouvement, la méle, avec les humeurs, & la fait ensuite sortir du corps par les endroits les plus convenables. Si au contraire le jon & l'elasticité, des parties solides se trouvent détruits par l'humeur acre de la goutte, il est en ce cas très-perilleux de se baigner.

18.

18. Un homme de ma connoissance, qui avoit assez souvent des attaques de goutte, & à qui on avoit conseillé nos bains, y étant venu, en éprouva de si heureux effets, qu'une seule cure retarda non seulement l'attaque de deux ans, mais l'affoiblit encore de façon, que l'accès fut dans la suite la moitié moins violent.

Quant à ces rhûmatismes, accompagnés d'inflammation, dans lesquels les membres affectés sont enflés & rouges, qui proviennent d'une humeur inflammatoire & acre, qui attaque principalement les parties musculeuses autour des jointures, bien loin qu'on puisse les guérir soit avec les bains seuls, soit en bûvant les eaux, on ne fait au contraire par là qu'irriter l'enflûre & l'inflammation. J'ai vû même plusieures personnes, qui vouloient en pareils cas forcer la cure, le faire sans succès, & en devenir presqu'entiérement impotentes. Je n'ai trouvé aucun remède plus efficace & plus prompt pour ce mal, que la méthode incomparable indiquée par Sydenham, (k) savoir la saignée rëiterée; Car chaque fois qu'on ouvre la veine, l'on voit l'enflûre & l'inflammation se diminuer ou se dissiper.

Quand

(k) Sydenham pratique expérimentale du Rhûmatisme fol. 346.

Quand alors par ce moyen l'on a sorti tout le sang enflammé, & que l'on a adouci celui qui reste, par des remédes doux, il est aisé par l'usage du bain, de prendre la vigueur & de guérir même parfaitement les parties malades.

19. Une femme de 40. ans, grosse & grasse, d'un tempérament sanguin & bilieux, expérimenta précisément l'effet que je viens de décrire: extrêmement incommodée d'un rhûmatisme accompagné des accidents, que je viens de rapporter, elle vint dans ce triste état à nos bains, & commença sans autre préparation à se baigner, mais le succès n'en fut pas heureux pour elle; car d'un bain à l'autre, l'enflure & la rougeur augmentérent, avec une tension si douloureuse, qu'elle ne pût les soûtenir davantage, & que personne n'osoit la toucher pour la changer de place. Lorsque je fus appellé par la malade, je la trouvai dans une chaleur si ardente, dans une anxieté si douloureuse, qu'elle ne pouvoit bouger de tout son corps que les yeux & la langue. Quatre saignées, accompagnées de quelques remédes adoucissants firent disparoître tous les accidens. Elle pût dès lors supporter le bain sans peine & sans incommodité, l'ébullition commença à pa-

roître

roître & 4. ſemaines après la malade partit en bonne ſanté.

L'exemple ſuivant prouve évidemment le danger qu'il y a, d'entreprendre en pareil cas une telle cure, ſans la prèparation néceſſaire & convenable.

20. Une ſervante de 24. ans, à qui on avoit conſeillé l'uſage de nos bains, pour un de ces rhûmatiſmes dangereux, ſans lui donner auſſi la préparation convenable, y vint & ſe baigna, ſans doute en ſuivant la méthode ordinaire. Après les premiérs jours l'enflure paroiſſoit ſe diſſiper un peu, mais la reſpiration en échange devint fort genée, ce qui ne l'empêcha point de continuer encore quelques jours à ſe baigner. Enfin elle fut attaquée d'une violente fiévre catarrhale chaude; ayant été appellé dans ces circonſtances auprès de la malade, je la trouvai dans l'état le plus déplorable: l'humeur rhûmatiſmale s'étoit jettée en entier ſur la poitrine, & toute la partie inférieure du corps, étoit paralytique. Comme la malade étoit fort ſanguine, je lui fis inceſſamment une bonne ſaignée, puis celle la n'ayant pas opéré, bientôt après une ſeconde, & enfin une troiſiéme, je lui donnai encore l'émétique, lui fis appliquer les véſicatoires, mais tous ces ſecours furent

inutiles; car l'inflammation de poitrine augmenta si fort, qu'elle mourut le 5me. jour.

Cet événement prouve, qu'il faut une égale prudence, pour ordonner nos eaux, & pour en diriger l'usage, l'expérience & les fautes d'autrui devant nous apprendre que quelqu'admirables & quelques salutaires qu'elles soyent, il faut cependant dans tous les cas, en user avec beaucoup de circonspection & de discernement.

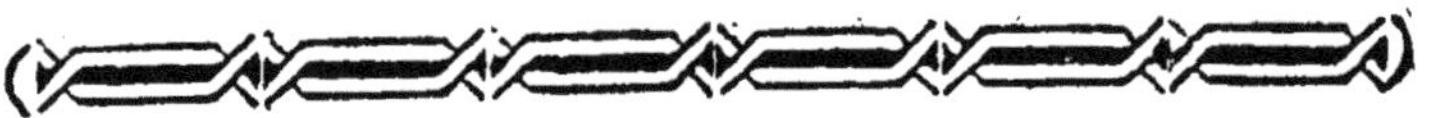

En troisiéme lieu.

Cures des différentes Coliques, tant bilieuses, glaireuses, venteuses, néphrétiques, & stomachiques, que de celles dont les potiers de terre sont atteints.

J'Ai fait voir dans le Chapitre précédent, que nos eaux avoient des vertus & proprietés admirables pour les différentes maladies des intestins, & à cet égard, je puis assurer en vérité, & avec une vraye satisfaction, que parmi un grand nombre de personnes de ma connoissance, qui étoient affectées de quelques accidents pareils, il n'en est aucune, soit que le mal fut dans les parties solides, soit qu'il fut dans les fluides, qui n'ait trouvé dans nos eaux un un soulagement très-considérable, si elle n'en a pas été entiérement guérie. Je n'en rapporterai que quelques exemples.

21. Un homme d'un tempérament colérique, fut si fort tourmenté pendant nombre d'années d'une colique bilieuse, qui resistoit sur la fin à tous les remédes, & son ventre en devint si sensible, que le malade lui même ne pouvoit toucher cette partie sans resentir de grandes douleurs. Deux cures faites à nos eaux, l'on très-bien rétabli.

22. Une femme cachéctique souffroit des douleurs continuelles dans les intestins par un amas de glaires, qui s'arrêtoient dans cette partie, & qui en y séjournant trop, les relâchérent & les affoiblirent si fort, qu'ils ne pouvoient presque plus faire leurs fonctions: cette femme fut de même entiérement rétablie par deux cures.

23. Un homme de 56. ans vint à nos eaux pour une colique de reins, qui l'avoit tourmenté long-tems, & tellement exténüé, qu'il eût beaucoup de peine à soutenir la cure: lorsqu'il commença de boire les eaux, après quatre semaines de bain, ses urines étoient si chargées, que souvent le bon tier n'étoit autre chose,

qu'un

qu'un sédiment gris & épais, réssemblant à du tuf pilé. Cette évacuation admirable fut si salutaire au malade, qu'il commença en quelque façon dès lors à revivre & après une cure de 38. jours, il est retourné bien portant chez lui.

24. Un potier de terre âgé de 30. ans, étoit attaqué chaque fois, qu'il travailloit avec le vernis, fait de mine de plomp, de si violentes douleurs de colique, qu'il en perdoit presque totalement l'usage des bras, & des jambes. Il fut de même que les précédens guéri au bout de vingt & quatre jours.

En quatriéme lieu.
Cures de diverses maladies des reins, & de la vessie, occasionnées par la gravelle ou la pierre.

25. UN Officier de 45. ans, qui étoit très-souvent incommodé par les vives douleurs que la gravelle lui occasionnoit, vint chercher dans nos bains du soulagement à ses maux. Les premiérs huit jours de la cure se passérent assez tranqulilement, mais ensuite les matiéres étrangéres fixées dans les reins, y ayant été mises en mouvement par la vertu des eaux, les calculs détachés causerent dans les ure-

téres

téres du malade des douleurs si insoutenables, accompagnées d'un spasme convulsif, qu'on fut obligé de le sortir par force hors du bain, pour le porter dans le lit. Enfin au bout de 14. jours à force de fomentations & de lavements emolients, il commença d'evacuër avec beaucoup de peine & de douleurs quelques petits calculs de la grosseur d'une petite féve, sans éprouver un grand soulagement; parcequ'il restoit encore un calcul gros comme une œuf de poule, qui avoit fait un dépôt dans le reins gauche, ou il se trouva quelques années après à l'ouverture du cadavre. Si cette grosse pierre avoit pû être divisée en petites particules dont le volume n'eût pas excédé la capacité des cannaux, il est incontestable, que nos eaux les auroient entrainé; puisqu'elles avoient pû faire sortir les petits calculs dont j'ai parlé.

26. Un Officier de passé 50. ans, qui avoit essuyé beaucoup de fatigues pendant nombre d'années de service, fut enfin encore attaqué de la gravelle, & vint à nos eaux, qu'on lui avoit conseillé; voyant au bout de 8. jours, qu'en bûvant simplement les eaux comme il le faisoit, cela n'étoit pas suffisant pour mettre en mouvement les petits corps étrangers qui s'étoient formés dans la ves-

 sie

ſie, je lui conſeillai pour amollir d'autant mieux les conduits de ſe baigner tous lės deux jours pendant une heure, de continuër à bien boire cependant toujours des eaux & de retenir ſon urine, pour l'en faire ſortir enſuite avec effort, quand elle y ſeroit ramaſſée en certaine quantité: ce conſeil réüſſit ſi bien, que le malade rendit pendant trois ſemaines, nombre de petits calculs ſans aucune incommodité: rapellé chez lui par des affaires importantes, je lui fis emporter une bonne proviſion d'eaux, qu'il but chez lui avec le même heureux ſuccès.

27. Un battelier avoit conſervé après une longue & penible maladie une telle foibleſſe & relâchement dans la veſſie, qu'il ne pouvoit retenir ſon urine, lorsqu'il me fit part de ſon triſte état, je lui conſeillai les bains. Il le fit, & au bout de 15. jours, la ſenſibilité revint inſenſiblement dans cette partie, l'urine ne s'écouloit plus ſans la volonté: enfin ayant continué encore 15. jours les bains, il les quitta ſe portant auſſi bien qu'il pouvoit le déſirer.

28. Un cloutier fut ſi tourmenté pour avoir trop travaillé, d'une violente *dyſurie*, ſoit irritation dans l'urêtre, que l'urine ne ſortoit que goute à goute, en-

forte

sorte qu'il étoit hors d'état de continuer son travail. Après s'être baigné & avoir bû les eaux pendant 4. semaines & quelques jours, il en fut si fort soulagé, qu'il partit très-satisfait.

29. Une fille de 30. ans, ayant été long-tems languissante par une suite d'humeurs acres, prit à la fin un abçès, dans la vessie, accompagné d'une fievre hectique lente. Elle vint dans cet état chercher la guérison dans nos bains, elle y fit la double cure avec un tel succès qu'au bout de 11. jours, tout paroissoit annoncer une amélioration decidée, en ce que les matiéres purulantes étants entrainées, & le fond de l'abçès ainsi nettoyé & purifié; elle avoit toutes sortes de raisons, d'espérer dans peu une guérison parfaite, mais au bout de trois semaines, il n'y eut pas moyen de lui faire entendre raison sur son état, elle quitta les bains pour se rendre chez elle, où elle mourut peu de tems après.

Si cette personne avoit continué sa cure, & si elle avoit voulu se laisser diriger convenablement, on peut avec certitude juger par l'effet admirable que nos eaux avoient déja produit, de celui qu'elles auroient infailliblement operé encore, & présumer, qu'elle auroit quitté les bains parfaitement rétablie.

En cinquiéme lieu.
Cures, d'obstructions & endurcissements du foye, & de la jaunisse, qui en est une suite.

NOs eaux si salutaires pour les différentes maladies des reins & de la vessie, ne sont pas moins efficaces pour les diverses obstructions & légers endurcissements du foye ; & dans ceci je ne comprends point les duretés skirrheuses; car si même j'ai vû des personnes recourir dans ce dernier cas à nos eaux, j'en ai point vû, qui ayent été guéries.

Les personnes chez lesquelles ces obstructions ne sont pas trop avancées, & qui ne sont pas affectées d'une jaunisse trop invétérée, peuvent compter sur les bons effets de nos eaux: j'ai eû la satisfaction d'en voir plusieurs sous ma direction, se guérir parfaitement; entr'autres

30. Un manœuvre de 35. ans, qui avoit eû la jaunisse pendant plus de trois mois. Je commençai par lui faire boire les eaux assez abondamment pendant 6. ou 7. jours de suite, après cela je lui donnai un émétique, & lui fis prendre ensuite tous les matins pendant 12. jours, avec les eaux une prise de bonne Rhûbarbe & de sel d'absinte: je finis la cure par le

purger

purger un couple de fois, elle eût un succès si heureux, qu'au bout d'un mois, son teint jaune passa & devint blanc.

31. Un autre âgé de 45. ans, après avoir été long-tems Hypocondre, prit la jaunisse, & sentoit une certaine pésanteur dans la région du foye. En même tems qu'il bûvoit les eaux, je lui faisois prendre trois fois par jour une prise de Rhûbarbe en poudre, de sel de tartre & d'huile de canelle, outre cela je lui faisois appliquer pendant la nuit des fomentations emollientes sur la partie endolorée, ce qui produisit un si bon effet que la jaunisse se dissipa insensiblement & fut enfin entiérement guéri dans l'espace de 5. semaines

J'ai vû nombres d'autre personnes, pendant le tems que j'ai frequenté nos bains, qui dans des cas pareils, ont été de même parfaitement guéries, en suivant la même méthode.

En sixiéme lieu.

Cures, de diverses affections Hypocondriaques, accompagnées d'obstructions.

ON ne peut assez exprimer l'efficacité de nos eaux dans ces incommodités opiniâtres, soit qu'elles viennent d'obstructions,

ſtructions, ou d'un relâchement dans les inteſtins, ſoit d'un ſang épais & viſqueux, nos eaux par leur légéreté, leur activité & leur ſubtilité, ſoulagent pour l'ordinaire beaucoup.

32. Un Eccleſiaſtique de 35. ans, vint à nos eaux chercher du ſoulagement contre de fortes obſtructions, ayant l'eſtomac fort délabré, & beaucoup de vapeur & de maux imaginaires: lorsqu'il me conſulta ſur ſon état, je lui conſeillai préliminairement de boire abondamment des eaux, & de ſe baigner une demi heure l'après midi pendant 8. jours, au bout desquels je lui ordonnai de commencer ſa cure en duë forme, lui faiſant prendre pendant qu'il ſe baignoit & qu'il buvoit les eaux, quelques bons laxatifs. Ce traitement produiſit un ſi bon effet, qu'au bout de 28. jours, le malade entiérement changé, retourna chez lui gai & content. Comme ces maladies ſont pour l'ordinaire fort opiniâtres, & ne ſe guériſſent qu'avec de la patience, je conſeillai au malade de faire une ſeconde cure l'Eté ſuivant, mais il ſe trouva alors ſi bien, qu'il crût n'en avoir pas beſoin. Je pourrois ajouter ici nombre d'autres guériſons de la même nature que celle-ci, opérées ſur des perſonnes des deux ſexes, qui ſe ſont parfaitement bien trouvées d'une cu-

re réguliére & dirigée convenablement ſuivant les divers cas, mais ce que j'en ai dit, peut ſuffire pour le coup.

En ſeptiéme lieu.
Cures, de différentes incommodités de l'eſtomac & de Fiévres opiniâtres & invétérées.

UN grand nombre de perſonnes, dont l'eſtomac foible & relâché ne pouvoit plus digerer, & qui par là étoient ſujettes à des vertiges, à la migraine, au mal de tête, & au manque d'appetit : ainſi que d'autres qui avoient de mauvaiſes fiévres invétérées & mal traitées, ont éprouvé à tous ces égards les plus heureux effets de nos eaux; Entr'autres:

33. Une Demoiſelle, qui depuis plusieurs années, avoit un eſtomac ſi delabré & débile, qu'elle rendoit la nourriture telle qu'elle l'avoit priſe, fut très-bien remiſe en ſe baignant & buvant les eaux pendant quatre ſemaines.

34. Une Dame, a qui un eſtomac dérangé, occaſionnoit beaucoup de vapeurs, & une migraine presque continuelle, fit une cure réguliére de bains & d'eaux pendant 5. ſemaines, dont elle ſe trouva fort ſoulagée, ſans être cependant entiérement guérie, ce qui n'eût lieu que l'Eté ſuivant,

après

après une ſeconde cure pareille à la première.

35. Un homme cacheƈtique & mal conſtitué, qui couvoit dans le corps une mauvaiſe fiévre quarte depuis plus d'un an, vint à nos eaux, ayant le ventre dur & tendu, & un teint plombé. Je commençai par lui faire ſimplement boire les eaux pendant 8. jours. Enſuite après lui avoir fait prendre quelques remédes, je ordonnai la cure en forme des bains, ce qui détacha ſi bien les humeurs, que lorsque le malade à la fin de ſes bains, commença à boire de nouveau les eaux, il lui ſurvint une Diarrhée critique, qui dura 5. jours de ſuite & lui enleva la fiévre, la dureté du ventre & le teint plombé. J'ai vû ainſi chaque Eté plus ou moins, nombre de cas pareils radicalement guéris par le ſecours de nos eaux.

La même choſe arriva aux perſonnes remplies de mauvaiſe humeurs, qui ont un teint pâle livide: ſi cela ne vient pas d'un vice eſſentiel intérieur, elles peuvent compter qu'une cure bien dirigée & bien ſuivie les rétablira ſûrement, ce qui arriva particuliérement aux enfans dès l'âge de 3. à 9. ans qui ſont rachitiques, petits, débiles, mal ſains, mal formés, qui ont des gros ventres, remplis de vers, qui

qui font galeux, goëtreux, ou dont quelques membres font extenuës par une atrophie ; quoique j'ai vû aussi de très-belles cures opérées sur des personnes d'un âge plus avancé ; cela provient de ce que les enfans supportent admirablement bien le bain, & pouvant y rester comme les grenouilles, 7. 8. ou 9. heures par jour, sans en être incommodés : la forte suëur, qui en est la suite, leur donne une telle soif, qu'ils boivent abondamment des eaux pour l'éteindre, & cette double cure produit sur eux deux effets bien salutaires, 1mò En les délivrant de leurs incommodités, & 2dò. En les faisant considérablement croître, j'en joisirai dans le grand nombre d'exemples un seul trait :

36. Un pauvre petit enfant de 4. à 5. ans, si fort couvert d'envers, d'ulcéres & de tumeurs, qu'il ressembloit à un petit ladre, fut entiérement guéri, parcequ'il pouvoit supporter le bain aussi long-tems, que sa Mére.

En huitiéme lieu.
Cures de quelques Défauts dans l'Ouïe, en particulier des bourdonnements d'oreilles.

DAns de telles incommodités, on peut espérer de nos eaux, non seulement du du soulagement, mais même une entiére guérison, pourvû que le mal ne soit pas invétéré, & que la cause réside uniquement dans un épaississement ou dans la viscosité des humeurs; car si le mal est invétéré, & que le vice occupe les parties solides, il est très-peu de malades, que nos eaux soulagent en pareils cas, & beaucoup sur qui elles n'opérent pas le moindre effet.

37. Un garçon de dix ans, ayant couché quelque tems dans une chambre fort humide, en perdit insensiblement l'ouïe, dont il ne lui restoit qu'un bourdonnement continuel dans les oreilles, une cure de trois semaines, la lui rendit entiérement.

38. Un Marchand de 30. ans, qui avoit perdu par la même raison une partie de son ouïe, sans y apporter de reméde pendant 2. ans, vint au bout de ce tems à nos eaux, il se baigna, & se fit injecter des eaux dans les oreilles, ce qui lui procura quelque soulagement, sans cependant avoir guéri entiérement, lorsqu'il partit.

En neuviéme lieu.

Cures, observées principalement dans les maladies du Sexe, & de leurs effets particuliers.

Si jamais la nature & l'art ont produit

un

un remède, propre & deſtiné en quelque façon au beau Sexe, c'eſt ſans contredit nos eaux minerales, qui ſont pour les Dames d'un prix & d'une efficacité ſinguliére dans presque tous les cas. Car en elles ſe trouve cette pluïe féconde & cette roſée ſalutaire, qui ranime une fleur fanée & fletrie, & qui lui rend la vie : c'eſt par leur moyen, que la fraicheur qui leur eſt enlevée par ce pernicieux vent du midi, leur eſt renduë & que cette fleur qui tombe eſt remplacée : c'eſt par ce remède que la foible tige de l'arbre fortifiée & ranimée, eſt en état non ſeulement de produire des fleurs, mais d'amener encore le fruit même à ſa maturité ; ce ſont elles qui ſubſtituent à ce teint blême, & plombé, la couleur vermeille d'une roſe du printems. En un mot nos eaux peuvent paſſer pour une Panacée ou un remède univerſel pour tous les maux du beau Sexe ; ce que je dis à cet égard eſt ſi vrai, que ſi je voulois rapporter toutes les cures heureuſes, dont j'ai été témoin, un grand volume ſuffiroit à peine pour les contenir. Ce ſera, j'eſpére aſſez de répéter, que nos eaux ſont un ſpecifique ſouverain contre toutes les obſtructions, pâles couleurs Cachéxie, & autres incommodités pareilles, aux quelles le beau Sexe eſt ſujet, & qui proviennent d'humeurs corrompuës. En voici un exemple :

39. Une Fille de 19. ans fort incommodée d'obstructions pendant plus de 3. ans, ressentoit une grande pésanteur dans les membres, avoit la respiration fort genée, le teint plombé, & les pieds fort enflés, au point qu'elle ne marchoit qu'avec peine. Une cure de 4. semaines la rétablit parfaitement.

Je pourrois citer nombre de cas pareils, qui ont eu le même succès. Nos eaux sont encore un très bon reméde dans les maladies Hystériques, qui viennent d'un refroidissement. Elles arrêtent l'écoulement trop abondant des menstruës & procurent celles qui sont arretées, en remettant le sang dans son assiette naturelle, elles guérissent les fleurs blanches, & le relâchement des ligamens de la matrice, si le mal n'est pas trop invétéré.

40. Une femme de 30. ans affligée d'une grande perte de sang, fit une cure de nos eaux, qui remit en 3. semaines son sang dans un si bon équilibre, que dès ce moment les choses sont restées dans leur ordre naturel.

41. Une autre femme fort incommodée des fleurs blanches, n'ayant pû trouver de soulagement dans aucun reméde, vint à nos eaux, & fut guérie par une curé de 4. semaines.

42.

42. Une autre femme miserable, qui par une suite d'une mauvaise chûte, avoit une telle descente de la matrice, qu'elle sortoit considérablement de sa position naturelle, vint dans cet état à nos eaux, ou elles fut entiérement retablie par une cure de 30. jours. On voit tous les Etés, s'opérer de pareilles cures, avec un succès plus ou moins heureux & complet, suivant que les personnes la dirigent plus ou moins bien, rien n'étant si vrai, que nos eaux sont un remède très-efficace, & en quelque façon déstiné, ainsi que je l'ai dit plus haut au beau Sexe, qui peut, en y recourant de bonne heure compter, qu'elles lui procureront une guérison parfaite, dans tous les cas cités ainsi que dans nombre d'autres, dont je n'ai pû faire ici mention.

En dixiéme lieu.
Cures, de divers Cas externes.

COmme nos eaux sont très-efficaces pour nombre de maladies & incommodités externes, je vais en indiquer quelques cas, dans lesquels elles ont par leurs admirables proprietés, produit des effets si surprenants, que j'aurois eû moi-même peine à le croire, si je n'en eusse été le témoin oculaire, je commencerai par

Les Yeux chassieux & rouges.

43. Un homme de 60. ans, avoit les yeux si chassieux & enflammés, qu'il craignoit de les perdre, le mal étant si opiniâtre, qu'aucun reméde ne produisoit d'effet, malgré le soin & l'attention qu'il avoit de conserver un caustic à la nuque du col, qui coula pendant assez long. tems. Enfin ayant eû recours à nos eaux, il les bût en se baignant, & en se faisant ventouser de tems en tems, cette cure eû un si bon succès, que ses yeux se trouvérent parfaitement guéris, dans l'éspace de 24. jours.

44. Une fille de 20. ans, s'étant fait par un accident, une plaïe assez considérable au front, qu'on laissa par imprudence fermer trop vite, cela lui attira une violente fluxion, accompagnée d'une enflûre considérable, qui s'étendoit tellement sur tout le front & les yeux, que cette fille fut plus d'une année presque totalement aveugle. On s'éfforça par tous les moyens possibles de dissiper cette humeur, ou de la détourner de dessus les yeux par un caustic à la nuque du col, ou elle l'avoit encore pendant sa cure de bains. Ayant rencontré cette malade dans le grand Bain commun, je lui conseillai de se faire saigner au pied, de s'évacuer

ensuite

ensuite par quelques laxatifs, cela dissipa peu-à-peu l'enflûre, & les yeux pûrent s'ouvrir. Mais comme ils avoient été long-tems fermés, il se trouvérent couvert d'une peau blanchâtre, ce qui ne m'empêcha pas de lui faire continuer les bains, & les ventouses, afin qu'on pût laisser fermer sans danger le caustic à la dite nuque du col. Mais cette fille n'ayant pas eû la patience de prolonger assez sa cure, elle se contenta de sentir l'enflûre dissipée, & d'avoir revû un peu la lumiére, dont elle avoit été quelque tems privée. Une seconde cure, augmenta à cet égard considérablement son bien être, & sa satisfaction l'année suivante.

En onziéme lieu.
Cures de dartres lepreuses.

45. En allant un matin, me promener au bain de guérison, j'apperçus entr'autres, une fille de 20. ans, dont le visage étoit si cruellement mal traité par une affreuse maladie, que je le pris pour une masse informe de chair cruë, l'ayant fait approcher un peu plus près, je vis que tout le visage étoit comme couvert d'un masque horrible, & que la croûte dont il étoit formé, avoit tout autour un bord d'un petit traver de doigt de haut, & étoit déja incrustée assez profond

dans la chair vive. Le bas du nez étoit déja considérablement rongé par l'acreté de l'humeur. Dailleurs cette fille me parût avoir de la santé, & une bonne constitution. Elle me dit que ce mal s'étoit annoncé chez elle dès l'âge de trois ans, que l'on commença à l'appercevoir de la grosseur d'une lentille à la joue, & qu'il avoit peu-à-peu, augmenté au point où je la voyois. Ayant bien examiné son état déplorable, j'en eûs une vive compassion, & comme elle n'étoit pas en situation de se procurer les remédes nécessaires, je la pris sous ma direction, resolu de tout tenter pour tâcher de la guérir; je la prévins qu'elle seroit dans le cas de se baigner, au moins 40. ou 50. jours, qu'il faudroït la saigner le 8me jour de sa cure, & ensuite la bien purger; je lui conseillai ensuitte d'enlèver, autant qu'elle pouroit avec les ongles toute la croute, dont son visage étoit couvert, & de le laver après cela continuellement avec des eaux minerales pures, à l'aide d'une éponge, qui suppleoit ainsi à ce que le visage ne pouvoit pas être aussi long-tems sous l'eau, que les autres parties du corps, ce qui auroit été très nécessaire à cette fille. Cette méthode eut un succès, qui surpassa si bien toutes mes espérances, que la croute tombant peu-à-peu, on

vit

vit la chair vive & ſaine recroitre de même. Pour prévenir que ces humeurs acres & mordicantes ne ſe jettaſſent en plus grandes abondances ſur le viſage, je la fis ventouſer trois fois pendant 3. ſemaines & purger autant de fois, dès que l'ébullition eut fait ſon cours & fut bien paſſée. De cette maniére la malade prit ſi bien le mieux, que l'on voyoit au grand étonnement de tout le monde, le nez reprendre de 8. en 8. jours, toujours mieux, ſa forme naturelle & ſa premiére peau, enſorte que ceux qui l'avoient vû auparavant ne pouvoient s'imaginer, comment ces eaux admirables avoient pû non ſeulement ſoulager, mais même guérir un mal auſſi affreux, au point qu'il étoit. Cette fille s'étant retirée chez elle après ſa cure, elle s'y menagea ſi peu, que l'écoulement périodique ayant été ſupprimé par une ſuite de ſon imprudence, elle reprit peu après ſon ancien mal, mais pas au dégré de force où il avoit été, cela l'obligea de tenter une ſeconde cure, qui lui procura un notable ſoulagement, quoiqu'elle n'eût pas le même ſuccès, que la premiére.

On doit inférer de cet exemple, avec quel ſoin on doit ſe ménager après une cure & le beau Sexe en particulier, principalement dans les cas épineux, qu'offrent des maux de jeunesse. On ne sauroit avoir trop d'attention, pour favoriser les sages opérations de la nature, & entretenir surtour une transpiration nécessaire au bon succès d'une cure, la plus légére imprudence pouvant à cet égard, devenir très-pernicieuse.

46. C'est ce que prouve très-bien l'exemple d'un jeune homme de 26. ans, attaqué d'un mal pareil à celui d'écrit dans le précedent article, depuis six ans seulement, il étoit malgré cela plus mal traité encore que la pauvre fille ; car outre que la croûte épaisse dont son visage étoit couvert, avoit tout autour une bordure d'un bon doigt de haut, le nez à demi rongé, rendoit son visage d'un affreux aspect, outre tout cela, il avoit encore quelques traces de ce même mal, aux bras & aux cuisses. Ayant pris ce jeune homme abandonné sous ma direction, je le conduisis à peu près de la même maniére que la fille ; par bonheur, qu'il se trouva en état de supporter tous les jours 11. à 12. heures de bain pendant deux mois de suite. Cette cure eût un succès si heureux, que que ce pauvre malheureux eût la consolation de voir au bout de 6. semaines, son visage commencer à se guérir, les croutes tomber, & le nez reprendre de nouvelles chairs, ensorte qu'il partit les

deux

deux mois finis bien consolé, & bien resolu de faire l'année suivante une seconde cure, ce qu'il executa en effet. Et après s'être baigné pendant deux mois & demi de suite, il s'en trouva si bien, que son visage reprit par tout sa peau naturelle & unie, & qu'on n'y apperçevoit plus, que quelque cicatrices & quelques taches rouges, se trouvant ainsi presqu'entierément rétabli; il se crût délivré de son affreuse incommodité, & en étoit comme hors de lui même de joye. Il en étoit là, lorsqu'il lui prit pour son malheur une folle envie d'aller voir la montagne de la Guemmi; il y rencontra un tems froid de pluïe & de neige, qui derangea si fort son corps, encore attendri par l'effet des bains, qu'il ne tarda pas à être repris, mais avec moins de violence qu'aparavant, par son ancien mal, ce qui obligea ce pauvre miserable d'en venir à une troisiéme cure, mais elle ne lui fut pas aussi favorable que les deux premiéres.

De telles gens, qui se confient uniquement sur les vertus de nos eaux sans s'embarasser du reste, font par là plus de tort à leur réputation, qu'elles ne peuvent leur apporter d'avantages, quelques efficaces qu'elles soyent.

En douziéme lieu.

***Cures**, de diverses maladies de **la peau**, comme gale, tumeurs scorbutiques, ulcéres acres & rongeants, surtout des éréfipeles; ainsi que de diverses playes, soit fraiches soit vieilles, & mal traitées.*

IL est incontestable que nos eaux ayant la vertu admirable de guérir les maladies & les incommodités extérieures du corps les plus opiniâtres, même lorsqu'elles sont attaquées de pourriture elle doivent par la même, à plus forte raison, être d'un puissant sécours, contre de légéres indispositions cutannées, & quoique je l'aye déja dit plusieurs fois, je crois cependant devoir réïtérer ici, que pour espérer une cure heureuse, il faut toujours la proportioner, à la gravité & à la longueur du mal, pour de vieilles blessures, des ulcéres invétérés acres & mordants; on doit en général, & surtout les gens d'un certain âge, pousser la cure à 4. 5. 6. & même plus de semaines, suivant les divers cas. Il est encore nécessaire que les personnes attaquées de pareilles incommodités, soyent préparées à faire leur cure par des remédes efficaces & propres à purifier les humeurs, au moyen de ces précautions, elles peuvent se flatter d'avance, d'en ressentir les plus heureux effets, quelqu'opiniâtre & quelqu'invétéré que fut le mal, par exemple: 47.

47. Un homme de moyen âge, ayant une mauvaiſe petite gale ſéche & invétérée, qui reſiſtoit à tous les remédes, dans lesquels il avoit inutilement cherché quelque ſoulagement, après s'être bien purifié par des laxatifs & des ventouſes, fit une cure de bains, qui le délivra entiérement de cette incommodité dans l'eſpace de 4. ſemaines.

48. Une femme de 40. ans, à la ſuite d'une aſſez longue ſuppreſſion des régles, avoit le corps rempli de cloux & de tumeurs ſcorbutiques, qu'on n'amenoit que difficilement à ſuppuration, & qui ne rendoient qu'une eau teinte de ſang au lieu de pus, elle fut entiérement guérie par une cure de 30. jours.

49. Un jeune batelier, qui avoit inutilement tenté nombre de remédes pour guérir un ulcére invétéré & rongeant, qu'il avoit à la jambe gauche en fut enfin totalement délivré, au moyen de deux cures.

50. Un homme d'un certain âge, avoit une jambe ulcérée & maltraitée par une ſuite d'éréſipele, au point, qu'elle offroit un aſpect hydeux, l'os tibia ſe voyant entiérement à nud, de la longuer de 4. pouces. La playe étoit en quelque façon recouverte d'une matiére ſpongieu-

ſe & dedans rempli de cavités, de maniére que ce qu'on y injectoit par une ouverture, ſortoit par une autre. Après que le malade ſe fut baigné 3. ſemaines, il eſt incroyable, à quel point la playe ſe trouva changée en mieux, les chairs fongueuſes & baveuſes, commencerent à tomber de toutes pars, les cavités fiſtuleuſes ſe refermérent inſenſiblement, en ſe rempliſſant de jour en jour de chairs vives, qui par la vertu balſamique des eaux s'attachoient & recouvroient l'os qu'on avoit vû à nud. C'eſt ainſi que ce mal opiniâtre fut guéri dans ſix ſemaines, ce que tous les ſécours de l'art, n'auroient pû faire dans ſix mois.

L'admirable proprieté vulneraire & balſamique de nos eaux, ne borne point ſes heureux effets, à ceux qu'elle opére comme je viens de le dire, ſur les playes invétérées, elles les étand auſſi avec le même ſuccès ſur les playes nouvelles, c'eſt ce que prouve le cas extraordinaire arrivé il y a quelques années à un garçon tailleur Hollandois.

51. Cet homme voulant paſſer la montagne de la Guemmi, manqua ſa route, & au lieu de prendre à gauche contre la montagne, il enfila un chemin qui conduiſoit au ſommet des alpes. Ce voyageur inconſidéré continuant toujours à cheminer ſans reflexion dans la route qu'il

avoit choisie à la fin les petits sentiers, qui s'étoient divisés, se perdirent absolument. Cet obstacle ne l'ayant point rebuté, il grimpe vers le haut de la montagne, & s'imagine qu'il faut coute qu'il coute parvenir au sommet. Il arrive enfin vers une glaciere, au bout de la quelle étoit un affreux précipice, que la nature avoit couvert par un espéce de dome avancé, en forme de corne, étant là, le pied vint à lui glisser sur la glace, il tomba en arriére, & par un bonheur inoüi dans son malheur, la vive glace le poussa par sa vivacité au de la du précipice sur de la neige durcie, d'où il continua de rouler balotté tantôt à droit & tantôt à gauche, jusqu'à ce qu'il parvint enfin au fond de la valée, tout près de la Dale. Ce malheureux passa là toute la nuit baigné dans son sang & sans connoissance; le matin à demi gêlé de froid, il se reprit cependant un peu, & essaya de se trainer comme il pût, pour se tirer de là, enfin par le sécours de quelques Bergers qui le découvrirent, il fut transporté l'après midi au village, où il fût reçu & soigné par Mr. le Curé qui y est encore actuellement.

Lorsque je fus appellé auprès de ce pauvre miserable, je le trouvai dans un état si pitoyable, qu'il n'étoit presque pas possible de le reconnoître son habit au-

paravant

paravant entier & bon, étoit tout en lambeaux remplis de ſang, le viſage étoit tout couvert d'égratignures, la peau des mains toute déchirée, même entre les doigts, un mourçeau grand comme la main âvoit été emporté du muscle de la feſſe, ſans doute par la violence avec laquelle il avoit gliſſé, tout le reſte du corps étoit couvert de contuſions, & la peau en divers endroits déchirée. On peut juger par ce détail, des terribles ſécouſſes, que ce pauvre malheureux balotté ici & là, doit avoir ſouffert par cette terrible chûte; Il rendoit du ſang non ſeulement par le nez, mais encore en touſſant & crachant hors de la poitrine; il rendoit encore de l'eſtomac par le vomiſſement, & par les ſelles.

Après avoir bien examiné ſon état, je lui ordonnai inceſſamment une ſaignée, qui lui procurâ un ſoulagement conſidérable, puis une decoction vulneraire, priſe avec une bonne doſe de nos eaux, qui ſont elles mêmes un admirable vulneraire, l'effet en fut ſi heureux, que tout le ſang extrâvaſé & caillé fut évacué par les différentes excretions. Le 4me jour je le fis conduire tout doucement au bain, qui évacua encore mieux le ſang extravaſé 4. jour enſuite, il fut à même d'aller ſeul & ſans ſécours au bain. Les playes d'un autre côté, ſuppuroient avec

ſuccès,

ſuccés, enſorte que dans 15. jours le malade par un vrai miracle ſe trouva ſi bien guéri intérieurement & extérieurement, qu'il fut à même de prendre congé, & de paſſer tout de bon la montagne de la Guemmi. Qui auroit pû imaginer, qu'une eau minerale eû pû produire en ſi peu de tems, un effet ſi miraculeux & ſi ſurprenant ſur le corps d'un homme? Combien de tems une perſonne ſi horriblement maltraitée, n'auroit-elle pas été obligée de reſter entre les mains du Chirurgien le plus habile & le plus entendu, avant que d'être guérie, comme ce garçon l'a été?

Tout ce que j'ai dit jusqu'ici, regarde les baigneurs en général; Je m'addreſſe maintenant à vous, reſpectales Vieillards! vous vous imaginés peut-être, que vû le nombre d'années qui c'eſt inſenſiblement accumulé ſur vos têtes, vous n'oſeriez pas avoir recours à nos bains & à nos eaux, contre les infirmités, qui ſont une ſuite trop ordinaire de la vieilleſſe; vous craignez peut-être, qu'on ne s'y moque de vous? qu'on ne diſe, à quoi cela leur ſervira-t-il? Nos eaux ne rajeuniſſent pas; & en cas il n'en vaut plus la peine. Tels ſont, il eſt vrai les propos mal digérés, que j'ai moi-même été dans le cas d'entendre tenir, mais que cela ne vous rébute point, on ſait très-bien,

bien, que vous n'allez pas aux bains, pour chercher à y rajeunir, mais dans l'eſpoir d'y recouvrer la ſanté, & ſi cela vous arrive, ne peut-on pas dire que vous avez été rajeunis ? D'ailleurs que vous importe le *qu'en dira-t-on* ? laiſſez de mauvais critiques dire & penſer de vous, tout ce qui leur plaira, leur jugement n'a rien du tout à ſignifier; car dans le fond, pourquoi des eaux ſi admirables & ſi ſalutaires, ne ſeroient-elles pas pour vous, comme pour tant d'autres perſonnes? Les effets ſurprenants, qui ont acquit tant de célébrité à ces ſources, s'opéréroient-ils moins ſur vos corps, que ſur d'autres? ou craindroit-on peut-être, que vous ne fuſſiez pas en état, de ſoutenir les bains comme les autres ? mais tout cela n'eſt qu'imagination toute pure; car j'ai vû ma propre Mére, ayant paſſé 75. ans, quoique d'une petite & foible complexion, ſoutenir encore 6. heures de bain, pendant que l'ébullition à duré, ſans la moindre incommodité ; & outre cela

52. Un homme à peu près du même âge, ayant été par des certaines raiſons, attaqué d'une ſi grande foibleſſe dans le milieu de l'épine du dos, que dès qu'il étoit un moment deboût ſans appui, il tomboit ſur l'inſtant en arriére; lorſque je fus appellé chez lui, & que je fus informé

formé des causes de sa maladie, je lui ordonnai une cure de bains, ce conseil fut l'objet de la plaisanterie & de l'étonnement de tous les gens de la maison, ils ne pouvoient comprendre, qu'on osa abandonner ainsi un Vieillard imobile dans un grand bain rempli d'eaux chaudes. Malgré tout cela, mon conseil fut suivi, ce malade étant heureusement parvenu aux bains, on fut obligé de l'y porter, & de l'en sortir deux fois, il y passa son tems sans incommodité, poussa le bain jusqu'à 6. heures, & en éprouva de si heureux effets, que cet homme imobile, fut à même dans 14. jours d'aller au bains, d'y entrer & d'en sortir seul & sans le moindre sécours; une cure de trois semaines & quelques jours, lui rendit au bout si visiblement les forces, qu'il marchoit aussi librement, que s'il eût été entiérement refondu, ou qu'il ne lui eût jamais rien manqué aux reins. Il fut en état de retourner chez lui à cheval, au grand étonnement des railleurs. On voit par là, combien nos eaux sont salutaires aux personnes âgées, qu'elles ont la vertu de remettre ainsi sur pied; & c'est à des cas pareils qu'on peut avec bien de la raison appliquer l'emblême d'une fleur fanée & flétrie, qui mise dans nos eaux, y reprent par un espéce de prodige de l'art,

une

une nouvelle fraicheur, qui la fait en quelque façon renaitre.

Quatriéme Partie,

CHAPITRE ONZIEME.

OBSERVATIONS

Sur les Perſonnes qui doivent s'abſtenir de nos bains.

SI dans le grand nombre de maladies & d'incommodités, auxquelles l'humanité eſt ſujette, il s'en trouve beaucoup, pour lesquelles nos eaux minerales ſont d'un ſécour le plus efficace. Il en eſt en échange auſſi d'autres, dans lesquelles, elles ſont non ſeulement pernicieuſes, mais même quelques fois mortelles. C'eſt ce dont je ne puis me diſpenſer d'avertir les perſonnes, qui pourroient ſe trouver dans quelques uns des cas ſuivans:

I. Toutes Perſonnes qui ont les poumons attaqués, ſoit que le mal fut accompagné d'une fiévre hectique, ſoit qu'il y ait abçès ouvert ou non, doivent s'abſtenir de nos bains.

II.

II. Toutes Personnes hectiques, qui ont quelque partie noble fort attaquée; comme le foye, les reins &c.

III. Les femmes enceintes, surtout celles qui sont d'une constitution delicate, ne peuvent se baigner sans un grand danger, mais plus particuliérement encore les premiérs & derniers mois de leur grossesse.

IV. Les Personnes, qui ont des pierres un peu grosses, soit dans les reins, soit dans la vessie.

V. Les Hydropiques, & surtout ceux dont l'hydropisie est *ascite*, c'est-à-dire: dont les eaux extravasées, sont ramassées, dans l'intérieur du bas ventre; car dans ce dernier cas les bains sont un poison mortel; parceque ces eaux extravasées, ne circulant plus, bien loin que nos bains puissent opérer sur un effet salutaire, au contraire la chaleur des eaux minerales, qui entourent le corps, font, que celles renfermées dans la cavité de l'abdomen, se condensent & s'épaisissent toujours davantage, jusqu'à ce qu'enfin elle deviennent tenaces & glutineuses comme une gelée, ou comme un blanc d'œuf; c'est ce dont j'ai vû deux exemples de femmes, à qui on avoit très-imprudemment ordonné les bains, pour des cas exactement pareils. L'une ſe trouva avoir au bout de ſa cure, le ventre plus dur, plus gros, & plus tendu, & le reſte du corps dans une parfaite conſomption. On lui fit la ponction, mais au lieu d'eau, il ne ſortit qu'une humeur gluante jaunâtre, qui pouvoit à peine paſſer par la canule, la gangrêne vint bientôt mettre fin à ces maux, & à ſa vie.

L'autre, au bout de 12. jours de bains ſe trouva dans l'impoſſibilité de les ſoutenir davantage, ſi fort ſon enflûre avoit augmenté dans ce court eſpace, appellé au près d'elle, après avoir examiné la nature de ſa maladie, je lui conſeillai de ceſſer inceſſamment les bains, & de ſe débaraſſer au plutôt par la ponction de ſes eaux, avant qu'elles eûſſent le tems de s'épaiſſir davantage; mais elle fit tout l'oppoſé de mon conſeil, au lieu de ſe décider pour l'opération, elle continua les bains encore quelques jours, forcée enfin de les quitter, elle ſe fit emporter chez elle, où la mort ne tarda pas de venir à ſon ſécour.

VI. Ceux qui ſont tourmentés par quelque humeur de goûte invétérée, peuvent tant qu'ils voudront boire nos eaux, mais pas du tout s'y baigner ſans s'expoſer aux plus facheux accidents, c'eſt ce dont un homme a fait la triſte expérience, nos

eaux

eaux lui ayant enlevé la matiére podagre des articulations des pieds & des mains, elle se jetta dans les intestins, & lui causa une colique dont il mourut.

CONCLUSION.

JE m'adresse maintenant à vous, chers Habitans des bains! pour vous féliciter, ainsi que tous ceux, qui ont part à ce bienfait, du Don précieux & inéstimable, dont il a plû à la providence Divine, de vous favoriser, en vous donnant vos eaux minerales. Je prends à cet égard la liberté de vous rappeller, que puisque Dieu a daigné vous confier un remede par excellence, tel que celui là, vous devez continuer d'en faire usage dans tous les cas, en le faisant servir, à la plus grande Gloire du Souverain Créateur, au bien & l'avantage du prochain, ne permettez pas que la vanité, fasse de ces eaux, qui vous ont été données pour votre utilité, un sujet d'offense, envers l'être bienfaisant, à qui vous en êtes redevable; continués d'exercer vôtre bon caractére envers les étrangers, en leur procurant soit par vos conseils, soit par vos actions tous les sécours & toutes les choses nécessaires, pour qu'ils puissent être par là à même, déprouver les bénignes influences de vos eaux salutaires, & de re-

trouver

trouver dans une cure heureuse leur santé & leur contentement.

N'oubliés pas de soulager, comme vous l'avez au reste toujours fait, les pauvres malades, qui manquent du nécessaire. Soyez charitables envers eux, afin que ces malheureux, privés des biens de ce monde, ayent du moins la consolation de remporter de chez vous, leur corps en santé.

Si cela à lieu comme je l'espére, vous attirerez par là sur vos descendans la Bénédiction de Dieu, & sa Bonté infinie, qui fait couler ces sources admirables depuis tant de siécles, les conservera pour leur plus grand bien & avantage, jusques dans les tems les plus réculés.

COPIE DE l'ANALYZE

Des eaux de Loëche, envoyée au Laboratoire Royal à Turin par Mr. le Comte de Challant en Decembre 1767. telle comme elle m'a été remise

LA suitte des expériences, dont on a fait usage pour connoitre la nature de ces eaux, sont les suivantes.

I. Avec la distillation de l'esprit de nitre, il s'est excité des bouillonements clairs, lesquels étant cessés, l'eau n'en fut pas troublée.

II. Avec l'esprit de sel, cela produisit pareillement un bouillonement clair sans troubler la dite eau.

III. Avec l'instillation d'eau forte probatoire, la

couleur en fut troublée, formant des bouillonements : & aprés il prit une couleur de perle, cela fit une précipitation de Lune cornea.

IV. Avec l'huile de Vitriol, ces eaux produisirent une plus gande quantité de bouillonements.

V. Avec la dissolution de Meucure dans l'eau forte, elles ont produit des bouillonements clairs, sans que l'eau en aye été troublée.

VI. Avec l'instillation de l'Alcalique volatile, il s'éléva quelques bouillonements clairs, le mélange se troubla, prenant une couleur de perle, ensuite il fit un précipité blanc, pareille chose a été remarqué avec l'instillation de l'huile de Tartre par défaillance.

VII. Avec le vinaigre des plus concentré, il a produit un bouillonement clair, sans que l'eau en aye été troublée.

VIII. Avec l'instillation d'une dissolution de Vitriol de chipre, il a été produit des bouillonements clairs, pareillement avec du Vitriol de Mars, sans que l'eau en ait été troublée ni formé aucun précipité.

IX. Avec le Sirop de Violette, elle se sont chargés d'une nuance verdatre.

X. Avec l'instillation d'une forte dissolution de galles, elles n'ont fait voir aucune qualité martiale.

Ayant ensuite examiné le poid spécifique & mis en paralelle avec l'eau distillée, on en a trouvé le poid à raison 1681. à 1669. ce qui étant reduit en proportion l'on auroit eu environ douze grains de matiére étrangére sur chaque livre de dite eau la livre de 12. onces.

L'on a prélevé une livre & six onces de cette eau minerale que l'on a soumise à une distillation complette, jusqu'au d'éfechement, il en fut produit dix neuf grains d'un sédiment salin, de couleur blanche celui ci ayant été lessivé avec de l'eau distillée & bouillante, & l'ayant ensuite filtré, l'on en a recueilli quatorze grains d'une terre, laquelle

laquelle par l'inſtillation des acides a produit quelques éffervefcences ſenſibles, ſans s'étre cependant entiérement diſſous, & en ayant evaporé la leſſive cuticale, & miſe au froid, elle a produit des criſtaux, lesquels ayant été examiné avec un microſcope obſcur, on les a obſervé d'une figure priſmatique, oblong comme une eſpéce de laine, tout pareil ſans mêlange d'autre, & indiſſoluble avec lec acides.

Avec l'inſtillation dans la ditte leſſive d'une diſſolution d'argent dans l'eau forte, cela fit un précipité de Lune cornea.

L'on obſerve dans le ſédiment blanc un gout ſalimat, lequel on a reçueilli dans la retorte, duquel en ayant ſeparé la ſubſtance ſaline, l'on en a obtenu une terre inſipide, laquelle par le moyen de l'acide, on établit en partie la nature, comme alcaline, ſans cependant étre calcaire, puiſque l'ayant fait paſſer à la plus forte calcination & enſuite infuſé dans l'eau, il ne produiſit aucune fermentation ni échauffement, elle ne s'eſt pas même endurcie dans l'eau, ainſi l'on ne peut pas même en établir la nature.

L'on pourra donc la regarder comme une eſpéce de ditomerge ou terre virginale que l'on découvré communément dans la plus grande partie des eaux de fontaine.

Le ſel que l'on a obtenu pour la leſſivation a précipité la ſolution d'argent en Lune cornea, ainſi on peut juger de la même nature du ſel commun, pareille choſe étant ſurvenue avec l'eau de la méme eau de ſemblable ſolution.

De toutes les remarques comme ci-deſſus, l'on peut induire aiſément, que cette eau contient quelque choſe d'alcalique, puiſque les acides les plus puiſſants des mineraux auſſi bien que des vegetaux ont excités & ſoulevés des bouillonements, l'on peut pareillement induire que cette eau contienne de l'acide, puisque avec les alcaliques, l'on a vû des bouillonements.

Ces

Ces eaux repandent une odeur de foye de soufre & par là distillation, l'on a pû decouvrir d'autres volatiles que celui-là, l'on a examiné la liqueur passée dans le recipiant qui parut un peu chargée de flegme, ne laissant rien paroître d'êtêrogene.

Si bien avec l'instillation de la dissolution de galle, il n'ait parû aucun simptome martial, l'on doit cependant induire, que cette eau en contienne quelques parties ; puisque les terres rouges & obscures quelle dépose dans les tuyaux, dans leurs cours, lesquelles terres l'on a pareillement remis ici, & lesquelles sont martiales & susceptibles d'acide, ces terres ayant été reduites à une forte calcination, ont pris une couleur rouge des plus vives en ayant fait l'essay, par la pratique de metalugie, elles ont produite un regule de fer.

Par la suite de toutes ces expériences, l'on peut conclure, que ces eaux sont d'une nature alcaline, venant d'un sel commun & soufré, parceque outre l'odeur du foye de soufre qu'elles exhalent, l'existence de ce soufre est confirmé par la couleur d'orée qu'elle repand sur l'argent, lorsqu'il est trempé pendant quelque tems dans la source de la dite eau, l'on peut aussi conclure qu'elles contiennent aussi un acide Martial.

TABLE

TABLE.

FIN.

www.ingramcontent.com/pod-product-compliance
Ingram Content Group UK Ltd.
Pitfield, Milton Keynes, MK11 3LW, UK
UKHW020603180726
13838UKWH00001B/394